rororo

Greta Silver, geboren 1948, nahm bereits in jungen Jahren die Verantwortung für ihr Glück selbst in die Hand. Das Alter entdeckt sie als begeisternde Lebensphase, in der das Lebens-Know-how trägt und das Gezappel der jungen Jahre mit Stress und Zeitnot vorbei ist. Als SPIEGEL-Bestseller-Autorin, millionenfach geklickte YouTuberin, Podcasterin, Speakerin, Mentorin und Best-Ager-Model macht die Unternehmerin und Mutter von drei Kindern anderen Mut und steckt mit ihrer Lebensfreude an. Greta Silver lebt in Hamburg.

https://www.greta-silver.de/

https://www.youtube.com/user/zujungfuersAlter

https://www.greta-silver.de/podcasterin

https://www.instagram.com/silver.greta/

https://www.facebook.com/GretaSilverPrivat

GRETA SILVER

Bring dich selbst zum *Leuchten*

Schönheit im Alter

ROWOHLT TASCHENBUCH VERLAG

3. Auflage November 2025

Originalausgabe
Veröffentlicht im Rowohlt Taschenbuch Verlag, Rowohlt Verlag GmbH,
Kirchenallee 19, 20099 Hamburg, April 2022

Recherche Nahrungsmitteltabelle «Gretas 50 gesunde
Wunderwaffen»: Ana González y Fandiño

Covergestaltung zero-media.net, München
Coverabbildung Lotta-Fotografie
Fotos im Innenteil Lotta-Fotografie (lotta-fotografie.de)
Satz aus der Legacy bei Dörlemann Satz, Lemförde
Druck und Bindung CPI books GmbH, Leck, Germany
ISBN 978-3-499-00818-4

Kontaktadresse nach EU-Produktsicherheitsverordnung:
produktsicherheit@rowohlt.de

FSC www.fsc.org MIX Papier | Fördert gute Waldnutzung FSC® C083411

Einmal mehr
– und immer wieder neu –
für meine
großartige Familie.

Und für dich.

Inhalt

VORWORT

Ist Schönheit vergänglich? Immer wieder werde ich das gefragt. Obwohl ich mich selbst schon lange nicht mehr mit dieser Frage beschäftigen mag. In jungen Jahren bin ich vielen Schönheitsidealen hinterhergerannt, habe mich ständig selbst hinterfragt: Bin ich schlank genug, straff genug, trainiert genug, sitzt die Frisur, sitzt der Lidstrich? Im heutigen Lichte betrachtet, waren all diese Fragen eine ziemliche Verschwendung von Zeit. Ich befand mich definitiv mitten im Würgegriff meiner damaligen Definition von Schönheit. Und es ist gar nicht so leicht, da herauszukommen. Immer mal wieder pirschte dieses Thema sich im Laufe der Jahre an mich heran, begleitet von belastenden Selbstzweifeln und der Frage: «Bin ich schön genug?» Bis ich irgendwann begriffen habe: Die meisten Komplimente bekomme ich, wenn ich gerade nicht mit meinem Äußeren beschäftigt bin, sondern meine Lebenslust nach außen trage. Dann bringe ich etwas in Menschen zum Klingen. Und geht es mir nicht umgekehrt genauso? Ich finde Menschen dann schön, wenn sie etwas in mir bewegen. Dann denke ich: Was bist du schön! Man wird nicht wegen seiner Fassade geliebt. Schönheit lebt durch Ausstrahlung, lebt durch das, was das Innere eines Menschen ins Außen trägt. Wenn das Innen im Außen strahlt. Ausstrahlung ist Schönheit.

Schönheit hat viele Gesichter. Ein faltiges darf es auch sein. Den Alterungsprozess können wir nur bedingt aufhalten. Aber Schönheit ist eben mehr, ist etwas anderes als nur ein glattes Gesicht. Schönheit ist Leichtigkeit und Harmonie, ist Schalk im Nacken und Übermut, ist Stille und Versonnenheit, ist Stärke und Macht, Verbundenheit und Zugehörigkeit, ist gesehen werden und ankommen. Schönheit ist der Zauber der Musik, die in uns vibriert. Die bedingungslose Liebe einer Mutter zu ihrem Kind

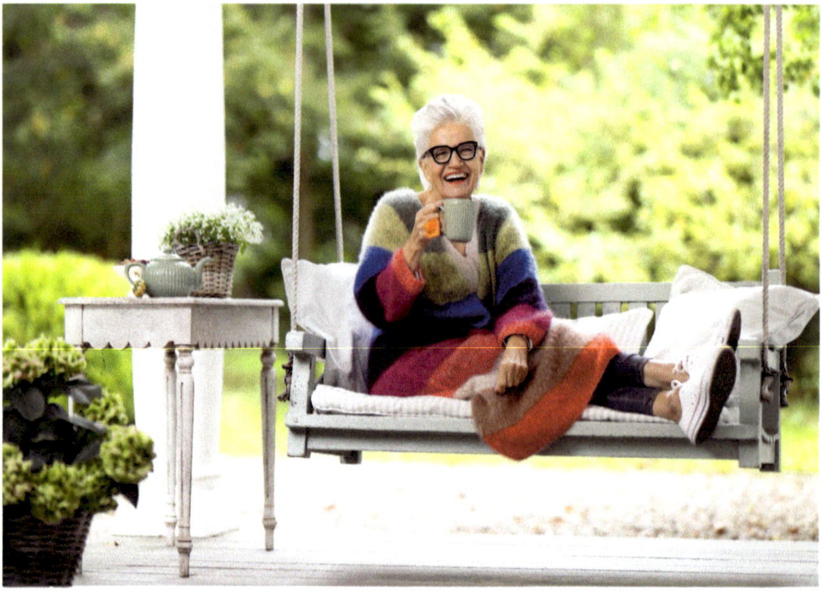

macht schön, das strahlende Glück, auf dem Pferderücken eine Prüfung zu bestehen, macht schön, versonnen am Strand den Zauber des Sonnenuntergangs im Meer zu bestaunen macht schön, die mit offenem Herzen ausgebreiteten Arme zum Willkommen machen schön, verletzbar sein macht schön, stark sein macht schön, reumütig Fehler einzugestehen macht schön, bei sich selbst ankommen macht schön – diese Aufzählung kannst du ganz wunderbar mit deinen eigenen Beispielen ergänzen.

Klar ist: Schönheit hat viel mit Emotionen zu tun – und die wiederum steuern körperliche Abläufe, die Einfluss auf unsere äußere Schönheit haben. «Wie innen, so außen», lautet ein alter Spruch. Ein sehr wahrer. Und deswegen fangen wir in diesem Buch beim Innen an. Ich nehme dich mit auf eine kleine Reise, auf der du dich selbst befragen, dich vielleicht auch neu kennenlernen wirst – und so herausfindest, was *dich* innerlich zum Leuchten bringt. Das innere Strahlen zu aktivieren durch eine positive Einstellung, durch Freude am und Liebe für das Leben, ist die Grundvoraussetzung für Schönheit, und darum wird es im ersten Teil des Buchs gehen. Finde dein inneres Licht, knipse es an, lasse es hell strahlen! Wir finden den Schalter, versprochen.

Es gibt allerdings noch weitere Möglichkeiten, dich von innen strahlen zu lassen. Ein wichtiger Teil dieses Buchs wird von Ernährung handeln und dir erklären, was für einen großen Einfluss es hat, was und wie wir essen. Um sich vital, fit und energievoll zu fühlen, braucht unser Körper Nahrungsmittel, die unsere Zellen erfrischen und ordentlich aufmöbeln. Welche das sind und wie sie uns helfen, erzähle ich dir und hab auch gleich ein paar köstliche, gesunde und einfache Rezepte aus meiner Küche mit im Gepäck, die auch meine Enkelkinder lieben.

Wenn wir schon von «fit» sprechen, kommen wir allerdings auch nicht um einen praktischen Teil herum: Bewegung muss sein. Ich habe selbst lange Zeit etwas mit der Tatsache gehadert, dass es Sport braucht, um geschmeidig und gesund zu bleiben. Aber es geht. Und ich teile gerne meine Erfahrungen mit dir, wie man den inneren Schweinehund überwindet und eine Bewegungspraxis findet, die guttut, dich nicht überfordert und einen wunderbaren Platz in deinem Alltag findet. Wohlfühlen gehört auch zur Praxis: Ich zeige dir meine Pflegeroutine und habe ein paar Tipps, die dich im Handumdrehen strahlen lassen. Ich sag nur: roter Lippenstift.

Ganz grundsätzlich ist es mir wichtig, dass alles, was in diesem Buch an Tipps und Ratschlägen und Wissen steckt, leicht umzusetzen ist. Denn nur so bleiben wir tatsächlich dabei. Ich mag in meinem Alter nichts machen, was mir keinen Spaß macht und zu viel Arbeit ist. Und dir geht es sicher ähnlich. Aber die Tatsache, dass du dieses Buch liest, verrät mir, dass du dir selbst so viel wert bist, dass du erkannt hast, wie kostbar du bist, dass ein bisschen Mühe okay ist. Du weißt: Du bist einmalig, und die Welt und dein Umfeld brauchen dich fit. Außerdem macht dein Leben so viel mehr Spaß.

Sei es dir wert – das ist mein Schönheits-Mantra. Und ich freue mich wie verrückt, dass du da bist und ich es mit dir teilen kann.

Auf geht's!

Deine Greta

TEIL EINS

STRAHLE VON INNEN

Wie trete ich auf, wenn ich mich schön fühle? Stolz, selbstbewusst, energetisch. Wie trete ich auf, wenn ich mich *nicht* schön fühle? Körperhaltung, Gesicht – alles strahlt aus: Würde mich eigentlich lieber verstecken. Vielleicht merkst du schon: Es geht eigentlich um Resonanz. Wenn es mir gelingt, mich, auch wenn ich mich fühle wie das hässliche Entlein, zu bewegen, als wäre ich der stolze Schwan, dann *bin* ich der Schwan. Du siehst: Diese einfache Stellschraube *können* wir in uns bewegen. Aus einer inneren Haltung wird eine äußere Haltung. Der Rücken gerader, der Kopf erhoben. Die Energie darf in den Raum fließen, unser Charisma steigt. Und übrigens auch unsere Laune. Unsere Freude. Wie schön, hier zu sein, denken wir dann vielleicht! Schaut her, ich bin da! Und genau das – diese Ausstrahlung – ist umwerfend schön. Die Schönheitsklischees der Werbung könnt ihr vergessen.

Aber bis dahin hast du einen Weg zu gehen. Diese Einstellung und mit ihr dein inneres Strahlen musst du für dich entdecken, in dir finden. In diesem Teil geht es deshalb um deine Gedanken, deine Überzeugungen, deine Glaubenssätze. Die wollen wir uns erst einmal ansehen. Du wirst ihnen auf die Spur kommen. Du sollst sie erkennen. Sie annehmen. Und ja, auch hinterfragen. Was fühlst du, warum fühlst du es? Und für mich ist die wichtigste Frage dabei die Frage, die du dir als Allererstes stellen solltest: Bist du bereit, die Konsequenzen zu tragen für das, was du denkst, dafür, wie du mit deinem Körper und deinen Gedanken umgehst?

Deinen Körper als deinen Freund zu sehen, der dir dieses Leben hier überhaupt ermöglicht, entspannt sehr. Er ist ein Wunderwerk, das lebenslang für dich arbeitet. Über viele Jahre war er für mich etwas, an dem ich nur herumnörgelte. Ich war vermutlich immer schon sein größter Kritiker. Okay, in der frühen Kindheit noch nicht – aber ab zwölf oder vierzehn Jahren fing es wohl bei mir an, dass ich mich mit anderen verglich und mir im Kopf alles Mögliche von anderen zusammensuchte, was ich lieber hätte. Die Beine von der, die Haare von der anderen. Meine Füße waren mir einfach schon immer zu groß – Schuhe gab es in der Jungsabteilung als Jugendliche. Marilyn Monroe bewunderte ich für ihre Haut und auch gleichzeitig für ihre «Kurven». Ich aber hatte als Jugendliche Akne – unfassbar, dass die Hügellandschaft keine Narben hinterlassen hat –, und Kurven hatte ich auch nicht zu bieten. Es hieß damals «flach wie ein Bügelbrett» über mich. Schrecklich, all diese Bewertungen und Ideale, mit denen man konfrontiert wurde, vor allem in einer Zeit größter Unsicherheit, in der man erst noch in sich hineinwachsen muss. Wie soll man sich da bitte als Jugendliche mit seinem Körper anfreunden? Das Traurige ist: Viele der Überzeugungen und Bewertungen über sich und wie man idealerweise zu sein hat, begleiten einen das ganze Leben. Ich bin so froh, dass ich irgendwann die Kurve gekriegt und daran gearbeitet habe, mich dieser quälenden Glaubenssätze zu entledigen. Mit sich im Reinen zu sein, ist ein Schönheitsfaktor. Gelassenheit ist besser als Botox. Das kann ich gar nicht häufig genug sagen und schreiben.

Wie gut gelingt es dir, deine eigene Schönheit überhaupt zu erkennen? Wartest du da – wie ich auch früher – auf die Bestätigung von außen? Da kann man oftmals lange warten. Es mag sogar Menschen geben, die dich schon lange bewundern, vielleicht sogar beneiden, aber nicht immer erfährst du davon. Und mal ehrlich – ein Kompliment tut natürlich so richtig, richtig gut und richtet uns im wahrsten Sinne des Wortes ordentlich auf, aber ewig lange hält der Effekt nicht, oder? Schon kommt der nächste Selbstzweifel angeschlichen. Da immer nur auf andere zu warten, um dich besser zu fühlen: Das muss anders gehen!

Du kannst diese Kuddelmuddel-Situation auflösen. Und zwar, indem du selbst entscheidest, was schön ist – fernab von den gesellschaftlichen Schönheitsidealen (klingt wieder nach «Tja, leichter gesagt als getan», aber wie du dahin kommst, dazu komme ich noch). Ich habe einige «Mode»-Phasen erlebt: Erst waren die Kurven von Marilyn Monroe erstrebenswert, danach wurde Twiggy zur Ikone, deren Körper ich als mager bezeichnen würde. Es folgte Farrah Fawcett als sportlich-schlanke Frau – doch auch deren Figur war unerreichbar für mich, obwohl ich mich rückblickend zu der Zeit, als ich mich mit ihr verglich, als genau richtig bezeichnen würde. Aber der Rückblick kommt ja immer etwas zu spät. Worauf ich hinauswill: Es ist einfach völlig sinnlos, sich mit anderen zu vergleichen, vor allem mit den Schönheitsidealen aus der Modewelt. Das hast du sicher auch schon für dich erkannt. Aber der Vergleich mit deinem direkten Umfeld ist es ebenso! Denn was auch diese drei Ikonen-Beispiele zeigen: Jeder Körper ist anders. Es ist, wie es ist. Also pfeif drauf, dich mit anderen zu vergleichen. Verliebe dich in dich, in dein Äußeres, so, wie es ist. Und wenn du gern etwas schlanker wärst, weil du dich damit wohler fühlst, oder wenn du nicht ohne deinen roten Lippenstift aus dem Haus treten möchtest, weil der deine Augen so schön zum Leuchten bringt – wunderbar, tu das. Aber tue es für dich. Nicht um anderen zu gefallen.

Das habe ich leider jahrelang nicht gekonnt. Ich stellte mal für mich fest, dass ich im Nachhinein, beim Anblick meiner Fotos, durchaus zufrieden war mit dem, was ich da sah. Und erinnerte mich, dass ich mich aber nicht zufrieden fühlte. Ich begriff, dass ich in zehn Jahren auch über die Fotos von heute sagen werde «War doch gar nicht zu schlecht», weil ich einfach nur mich sehen würde, ganz objektiv, ohne die ganzen Zweifel und Vergleiche im Kopf. Ich verstand: Wenn ich jetzt schon weiß, dass mein Ich der Zukunft sehr viel sanfter und wohlwollender mit mir umgeht – warum nicht jetzt schon darauf hören, das Jetzt genießen und damit glücklich sein? Wie würde sich dein Leben verändern, wenn du dir keine schlechten Gedanken mehr über deine Schönheit machen würdest, wenn du dich annehmen und lieben könntest, wie du bist, und dir im Spiegel ein leuchtendes Wesen gegenüberstünde?

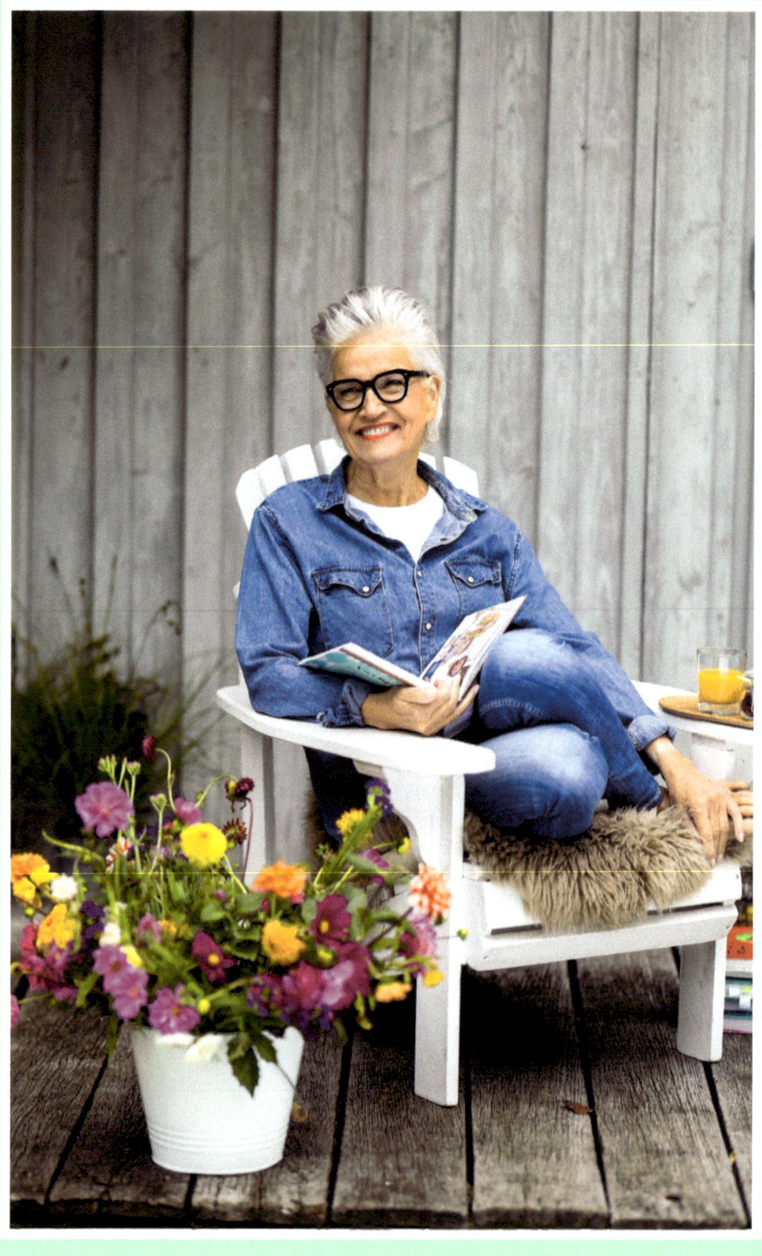

1.1 Die eigene innere Schönheit erkennen

Einstein soll gesagt haben: «Wenn du einen Fisch danach beurteilst, ob er auf einen Baum klettern kann, wird er sein ganzes Leben glauben, dass er dumm ist.» Der Fisch braucht sein Element, um seine Einmaligkeit, seine Fähigkeiten zeigen und leben zu können. Und dieser kluge Satz Einsteins zeigt uns allen: Wir vergeuden Zeit, wenn wir versuchen, andere nachzumachen, und auch, wenn wir uns mit anderen messen. Der Fisch kann sich noch so sehr anstrengen, der Affe wird besser sein. Und ich könnte noch so viele Gymnastikübungen mit Frottee-Stirnband machen, ich werde nie Farrah Fawcett sein. Na, du weißt, worauf ich hinauswill: Spar dir deine Energie für andere Dinge auf. Klettere nicht auf Bäume, wenn du ein Fisch bist. Wozu? Wer dich darum bittet, der ist in der Tat dumm zu nennen. Spring ins Wasser und erfreue dich daran, wie flink du da unterwegs bist. Unter vielen anderen Fischen, aber einzigartig. Schau auf das, was *dich* ausmacht. Welches ist *dein* Element, wo du ganz du bist? Was macht dich so wertvoll und einzigartig?

Damit du dir selbst ein bisschen besser auf die Spur kommst, habe ich einige Gedankenanstöße und Fragen für dich. Bitte nimm dir die Zeit, dich in Ruhe damit zu beschäftigen. Nimm dir diese Zeit für – *dich*. Ja, hier geht es um dich, ganz allein um dich.

Wo liegen deine Besonderheiten? Schreibe 3 Eigenschaften (Achtung, es geht hier nicht ums Äußere) auf, die du sehr an dir magst, für die du vielleicht auch von anderen Komplimente bekommen hast.

1.
2.
3.

Schön zu sehen, was da kommt, oder? Mache dir für diese Eigenschaften selbst ein Kompliment. Schreibe sie auf einen Zettel und hänge diesen an deinen Badezimmerspiegel. Lies ihn dir jeden Morgen aufs Neue laut vor und lächle deinem Spiegelbild zu. Bedanke dich bei dir selbst für diese wunderbaren drei Eigenschaften. Du wirst sehen, das Lächeln kommt von ganz allein ...

Womit eckst du an? Womit fühlst du dich fern des Mainstreams? Nenne 3 Eigenschaften.

1.

2.

3.

Schaue dir diese drei Dinge an und schreibe die Geschichte um: Warum sind diese drei so kostbar? Was daran macht dich besonders? Wie kannst du diese Eigenschaften positiv nutzen?

1.2 Wie bin ich wirklich?

«Nicht alles, was zählbar ist, zählt. Und nicht alles, was zählt, ist zählbar» – wieder ein Zitat von Albert Einstein. Es bringt uns so schön zu der zentralen Frage, was für dich wohl zählt. Denn das herauszufinden, dich das ehrlich zu fragen, ist jetzt gerade deine wichtigste Aufgabe. Was begeistert dich? Wo fängst du an zu strahlen, wenn du dir vorstellst, du hast es schon erreicht? Wofür lohnt es sich für dich, morgens aufzustehen? Was will ich wirklich? Ja. Große Fragen. Am meisten zwickt uns die letztere. Das ist oft eine so kleine zarte Pflanze in uns, dass wir sie übersehen. Wir stellen das «Was will ich wirklich?» gern hintenan. Lassen zu, dass das Unkraut drüberwächst, dieses Pflänzchen in uns überwuchert: «Was werden die Kinder, die Eltern, die Freunde, die Nachbarn sagen?» Unkraut – weil völlig unnütz. Allen recht machen kannst du es ohnehin nicht. Zu «allen» gehörst nämlich auch du selbst. Und wenn du immer nur tust, was die anderen wollen, machst du meistens nie, was du willst. Nicht selten fragt man sich selbst gar nicht erst, sondern guckt gleich darauf, was wohl von anderen erwartet wird. Deshalb möchte ich diese wichtige Frage nun einmal ordentlich herausstellen. Mir hilft es, mich jeden Morgen bewusst zu fragen: Was will ich wirklich? Und dann stelle ich mir vor, wie ich das habe – und dann darf diese innere Vorfreude wieder strahlen, wird das Unkraut wieder kleiner. Was natürlich auch bei mir wachsen will. Aber ich bin eine aufmerksame Gärtnerin für meine innere Welt geworden. Ich entscheide, was Schönes gedeihen darf und was lieber nicht in mir wächst. Unkraut frisst mir zu viel Energie – die brauche ich für meine andere Pflanze, für das, das was ich wirklich will.

«Ich bin nicht die, die ich denke zu sein, ich bin auch nicht, was du denkst, wer ich bin. Ich bin die, die ich denke, dass du denkst, die ich bin.» Bleibe mal kurz bei diesem Satz stehen, lass ihn mal wirken – könnte das wirklich sein? Meine Identität wurde dadurch geprägt, was meine Eltern glaubten, wie ich wäre, vielleicht auch, wie ich zu sein habe. Und sie wiede-

«I AM NOT WHAT I THINK I AM,
AND I AM NOT WHAT YOU THINK I AM.
I AM WHAT I THINK YOU THINK I AM.»

Charles Horton Cooley, Philosoph

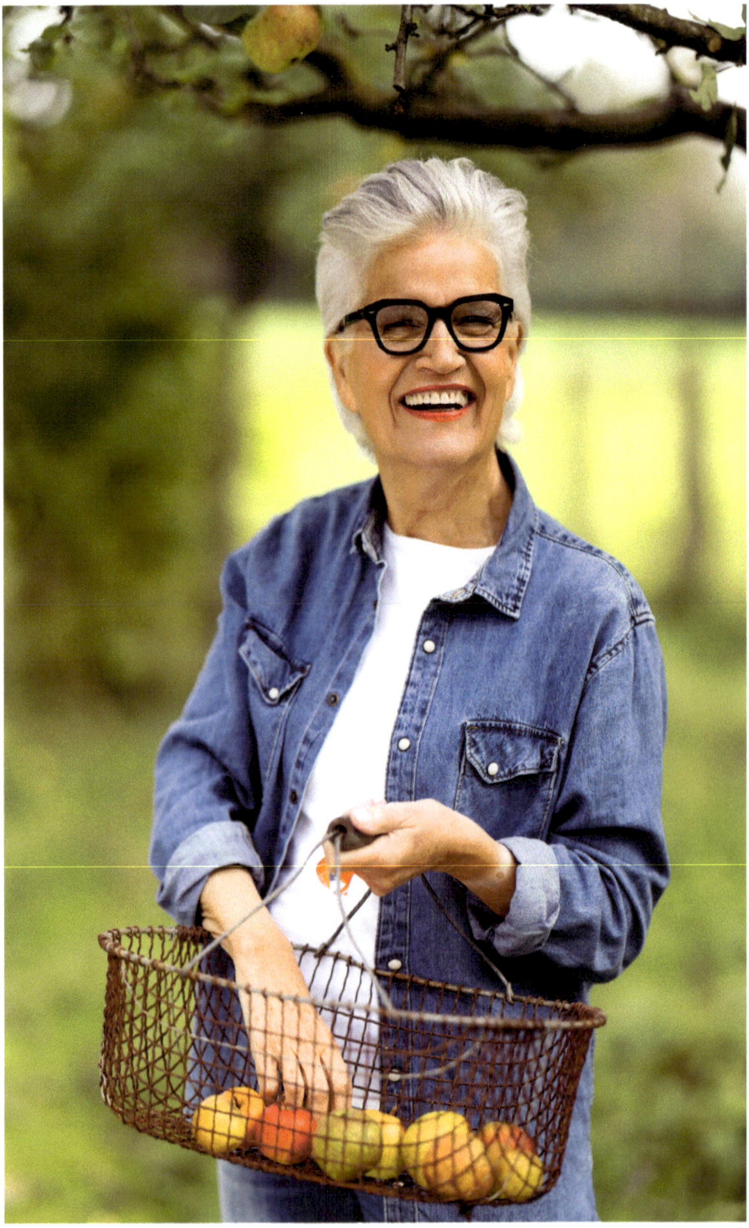

rum haben mich durch ihr Sein geprägt und eben durch das Bild, das sie von mir hatten, bevor ich vielleicht selbst eines hatte. Unser Leben ist geprägt von vielen Du-Botschaften an uns: «Du bist ... soundso.» Unser «Ich bin» wird stark davon beeinflusst. Wir sind unseren Vorbildern meist eine ganze Weile ausgeliefert, bevor wir das Muster dahinter durchschauen. Dann stellen wir in überraschenden Momenten auf einmal fest: «Oh, ich bin ja tatsächlich gerade mit Freude vom Zehnmeterbrett gesprungen – wie mutig für mich, wo ich doch gar nicht mutig bin.» Tja, oder eben doch? Dies zu durchdenken und zu schauen, was trifft da bei dir zu, hilft. Welches Bild machst du dir selbst vor? Wie ist es dazu gekommen? Welchen Preis hast du dafür gezahlt?

Der Preis dafür, jetzt etwas im Leben umzukrempeln und erklären zu müssen, wovon du da sprichst, mag hoch scheinen (weil klar ist: Das könnte anstrengend werden) – aber der relativiert sich, wenn du mal in die Zukunft springst und dich mit 120 siehst: Wirst du dann bereuen, dass du nicht versucht hast, das zu bekommen, was du wirklich willst, und so zu sein, wie du wirklich bist? Wäre der Preis nicht viel höher?

Schreib all das auf, was du bereuen könntest, wenn du es nicht tust – egal, wie lang die Liste wird. Die ersten 3 gleich hier:

1.

2.

3.

Ich bin ein großer Freund davon, solche Listen nicht im Computer zu speichern, sondern in ein Heft oder Buch zu schreiben. Mein Computer ist irgendwie ein Grab von vielen aufgeschriebenen Texten – aber die Notizbücher an meinem Bett, die greif ich mir öfter mal und blättere drin rum.

Ein wunderbarer Hebel, um deinem «Was ich wirklich will / bin» näher zu kommen, ist es, deine Ziele zu definieren. Wenn du die klar vor dir hast, dann fährst du gleichzeitig deine Antennen raus. Dann hörst du, wenn sich am Nebentisch zwei darüber unterhalten, dass sie genau das suchen, was du anzubieten hast, oder sie bieten das an, was du dringend brauchst. Das hättest du normalerweise ausgeblendet, du hättest es gar nicht gehört. Aber dein Unterbewusstsein hat wegen deiner ausgefahrenen Antennen reagiert und die Ohren eingeschaltet. Deshalb sind Ziele der halbe Weg für deine innere Reise zu dir selbst und deinem Leuchten. Durch Ziele wird alles ganz einfach, weil dein Unterbewusstsein nun weiß, wo die Reise hingeht, und dir alles zeigt, was dir auf diesem Weg hilft.

Sollte dich der Gedanke quälen «Dazu ist es zu spät» – du ahnst es schon, der gilt bei mir ***gar nicht***. Es ist nieee zu spät. Ach, du weißt es auch, tief in dir, dass das nur wieder eine neue Ausrede ist, die dein Verstand dir liefert. Dessen Job ist es, dass dein Gehirn möglichst wenig Energie verbraucht – das ist am einfachsten, wenn du auf dem Sofa liegst und nichts tust. So hat dein Verstand seinen Job erfüllt. Es ist keine Kleinigkeit, von der wir reden. Unser Gehirn verbraucht 20 Prozent unserer Gesamtenergie. Ich bedanke mich manchmal schmunzelnd, wie gut es seinen Job macht – aber zum Glück habe ich das Sagen. Es hat seinen Job gemacht und darf jetzt spielen gehen. Ich übernehme den Rest.[1]

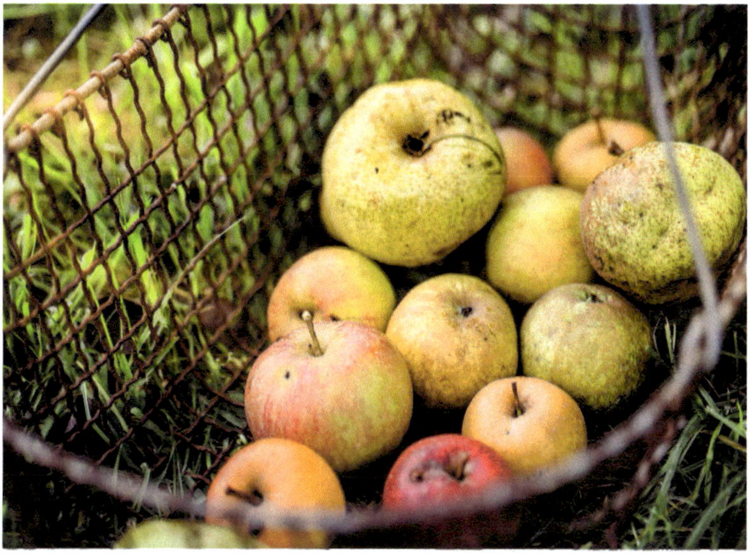

Ich mag auch das Beispiel von Lars Amend sehr: Er hat diesen inneren Kritiker in unserem Kopf zum kleinen Jungen erklärt, dem er sagt, er möge seine Behauptungen, dass etwas nicht funktioniere, mal so begründen, dass es vor einem deutschen Gericht Bestand hätte. Er, Lars, mache sich in der Zwischenzeit einen Espresso. Als er mit dem Kaffee in der Hand ins Wohnzimmer zurückkommt, ist der Zettel immer noch leer. Der kleine Junge hat nichts aufgeschrieben …[2]

Führe du doch auch einmal eine Verhandlung mit dir selbst darüber, ob das, was du über dich annimmst, wirklich so stimmt. Hast du Indizien, Beweise? Wie stichhaltig sind die wohl? Kommen wir doch mal dem auf die Spur, was du über dich denkst, was vielleicht aufgelöst werden darf. Ich habe ein paar Aufgaben für dich, die dir dabei helfen.

Welche Glaubenssätze treffen auf dich zu?

Die vorherige Aufgabe war schon einmal eine gute Übung in Sachen «sich selbst erkennen». Es gibt so viele Dinge, die wir einfach für uns annehmen, glauben, dass wir so sind, die anderen so über uns denken – und nicht weiter hinterfragen. Glaubenssätze eben. Ich wünsche mir, dass du dir selbst ein wenig auf die Schliche kommst und dir diese Auswahl der häufigsten Glaubenssätze einmal ansiehst. Was denkst du über dich, deinen Wert oder die Bewertung anderer, was denkst du über die Welt, in der du lebst? Kreuze die Sätze an, die du häufig denkst.

1. *Glaube kann Berge versetzen.* ☐
2. *Ich bin nicht genug.* ☐
3. *Geld stinkt.* ☐
4. *Reiche nutzen andere aus und sind schlechte Menschen.* ☐
5. *Weil mir als Kind etwas Schlimmes passiert ist, kann mir nichts gelingen.* ☐
6. *Mein Umfeld hindert mich am Glücklichsein.* ☐
7. *Ich gerate immer an die falschen Menschen.* ☐
8. *Ich kann das sowieso nicht, also brauche ich es gar nicht zu probieren.* ☐
9. *Gut aussehende Männer und Frauen sind immer untreu.* ☐
10. *Immer wenn ich in den Urlaub fahre, regnet es.* ☐
11. *Ich bin es nicht wert, geliebt zu werden.* ☐
12. *Glück im Spiel, Pech in der Liebe …* ☐
13. *Alle lehnen mich ab, weil ich dick bin.* ☐
14. *Wenn ich jemandem vertraue, werde ich nur ausgenutzt.* ☐
15. *Im Leben kriegt man nichts geschenkt.* ☐
16. *Erst die Arbeit, dann das Vergnügen.* ☐
17. *Was Hänschen nicht lernt, lernt Hans nimmermehr.* ☐
18. *Jungs können besser Mathe, Mädchen besser Sprachen.* ☐
19. *Undank ist der Welten Lohn.* ☐
20. *Keiner mag mich.* ☐

21. [illegible] ☐
22. [illegible] ☐
23. [illegible] ☐
24. [illegible] ☐
25. Der Ehrliche ist der Dumme. ☐
26. Lieber den Spatz in der Hand als die Taube auf dem Dach. ☐
27. [illegible] ☐
28. Wer A sagt, muss auch B sagen. ☐
29. Ohne Fleiß kein Preis. ☐
30. [illegible] ☐
31. Ordnung ist das halbe Leben. ☐
32. Eigenlob stinkt. ☐
33. Ich kann alles. ☐
34. Versuch macht klug. ☐
35. Mich muss nicht jeder mögen, und ich muss nicht jeden mögen. ☐
36. Ich bin beschützt. ☐
37. Ich bin es mir wert. ☐
38. Mit Geld kann ich viel Gutes tun. ☐
39. In mir ist Fülle. ☐
40. Ich bin wertvoll – einzigartig – kostbar. ☐
41. Ich bin versöhnt mit dem Leben. ☐
42. Ich bin im Frieden mit mir. ☐
43. Gesundheit ist die Harmonie von Körper, Geist und Seele. ☐
44. Das Geld liegt auf der Straße. ☐
45. Es ist wundervoll, eine Frau / ein Mann zu sein. ☐
46. Meine Gedanken sind der Ursprung meiner Handlungen. ☐
47. Göttliche Liebe ist grenzenlos. ☐
48. Ich bin bereit, [illegible] in Freiheit zu leben. ☐
49. Aus meiner Mitte sprudelt eine nie versiegende Quelle von Liebe, Fülle und Vertrauen. ☐
50. Ich bin kraftvoll und kreativ. ☐
51. Ich höre auf die Weisheit meines Körpers und meines Herzens. ☐

Wähle die 3, die dich am stärksten belasten.

1.

2.

3.

Woher kommen diese Überzeugungen eigentlich? Was hast du erlebt, dass du das glaubst? Wer hat diese Überzeugung in dir geprägt? Erinnere dich an Situationen, Erfahrungen, die zu diesen belastenden Glaubensmustern geführt haben.

Und jetzt solltest du dich ganz ernsthaft fragen: Hast du wirklich die richtigen Rückschlüsse daraus gezogen? Was für einen Vorteil hast du davon, wenn du das denkst? Und ganz nach der inspirierenden Autorin Byron Katie: Wie würdest du dich fühlen, wenn du nicht so denken würdest? Ich tippe: In jedem Fall besser.

Deswegen schreiben wir diese Glaubenssätze nun gemeinsam zu einer positiven Affirmation um. Davon findest du auch einige in meiner Liste. Wähle entweder eine davon oder schreibe deine eigene Affirmation.

Beispiel: Wenn ich jemandem vertraue, werde ich nur ausgenutzt. ➜ *Ich bin bereit, zu vergeben und in Freiheit zu leben.*

Geld stinkt. ➜ *Mit Geld kann ich viel Gutes tun.*

1.

2.

3.

Wenn du diese schönen neuen Sätze noch besser verinnerlichen willst, schreibe sie auf kleine Post-its und klebe sie dir dorthin, wo du sie gut im Blick hast. Vielleicht machst du es wie mit deinen Komplimenten an dich selbst und liest sie dir täglich einmal laut vor.

1.3 Was will ich wirklich?

Es ist tatsächlich wichtig, sich einmal ganz darauf einzulassen, was du wirklich willst – was dich ausmacht, wenn du loslässt von allem, was dir dein Strahlen raubt. Deine Träume brauchen einen Plan, sonst bleiben sie Wünsche. Mit einem Plan ebnest du deinen Träumen den Weg in die Wirklichkeit. Du kannst es spüren, wie es dir Energie gibt, wenn du dir eine Strategie überlegst, wie du diesen Plan umsetzen kannst. Schreib dir all die kleinen Schritte auf, die nötig sind, um dahin zu gelangen. Was wären die ersten fünf Schritte, die nötig wären? Und was wäre, wenn du den ersten Schritt einfach schon mal machst – obwohl das Ziel noch in weiter Ferne ist? Wenn du in kleinen Schritten denkst, merkst du, dass du es schaffen kannst.

Wenn wir jedoch den Fehler begehen, uns nicht vorzubereiten, bereiten wir einen großen Fehler vor. Ich liebe die Vorbereitung auf ein Ziel und spüre auch oft das vorfreudige Kribbeln in mir, wie es sich wohl anfühlen wird, wenn es gelingt. Trotzdem möchte ich die Offenheit haben, alles auch wieder über den Haufen zu werfen oder ganz anders zu machen. Es passierte in meinem Leben, dass ich viel zu klein gedacht habe – andere Wege brachten ein viel besseres Ergebnis. Ein Beispiel: Ich hatte für ein Projekt sogar schon die Flyer drucken lassen, und dann flatterte mir ein Angebot für ein anderes Projekt von einem früheren Auftraggeber auf den Tisch – woraufhin ich alles gestoppt habe, gedruckte Flyer hin oder her. Denn mir wurde in dem Moment bewusst: Meine ursprüngliche Idee entsprach gar nicht meinen Bedürfnissen. Auch wenn aus dem zweiten Projekt ebenfalls nichts wurde, habe ich dadurch innegehalten und mich selbst auf den Prüfstand gestellt. Das war in einer Zeit, in der sich in meinem Leben auch viel veränderte und ich mich überhaupt erst mal darin einfinden musste. Alle drei Kinder waren aus dem Haus, und ich wollte aus meinem nun kinderlosen Haus eine Art «Kinderhotel» machen, wo Kinder von berufstätigen Eltern übernachten konnten, wenn diese ein paar Nächte auf Dienstreisen waren. Ich stellte mir einen vertrauten Kreis vor, wo die Kinder nach der Schule zu mir kämen, und ich wäre dann ihr Ersatz-Zuhause mit ganz viel Nähe und Wärme. Ich fand die Situation der jungen Familien, die alles unter einen Hut kriegen mussten, sehr schwierig. Das hatte mich bewogen. Ich hatte auch schon Kontakt aufgenommen zu Unternehmen, die das dann ihren Mitarbeitern anbieten konnten. Wie geschrieben: Die Flyer waren schon gedruckt. Doch mir wurde erst später klar, dass meine Freiheit dann flöten war. Ja, es entsprach meiner Denkweise: Wo kann ich im Leben anderer einen Unterschied machen? Wenn ich jetzt zurückschaue, kann ich auf meinem neuen Weg im Leben deutlich mehr Menschen erreichen. Das macht mich sehr glücklich.

Ein wichtiger Gedanke an dieser Stelle ist übrigens: Die Geschichte erzählt auch ein wenig davon, dass man manchmal zu sehr für andere da sein will. Ich hätte zu dem Zeitpunkt eigentlich gar nicht die Kraft gehabt, so vielen neuen Menschen in meinem Leben Aufmerksamkeit zu schenken. Auch, weil ich eigentlich andere Träume hatte. Die andere Seite der Medaille könnte sein, dass du nur für andere da bist und deine eigenen Träume vergisst. Das macht auch unter dem Strich nicht glücklich. Balance – wie überall im Leben – ist auch hier entscheidend. Mit dem, was du bist, andere Leben zu bereichern, soll dir die Möglichkeit geben, selbst immer stärker zu werden auf diesem Gebiet, immer tiefer abzutauchen in deine Materie, sodass du dadurch dreimal so viel geben kannst wie vorher.

Freust du dich auch immer so mit Außenseitern mit, wenn die irgendwo gewonnen haben, wo niemand damit gerechnet hat? Bei mir ist das ganz stark ausgeprägt. Auch wenn bei der Olympiade oder wo auch sonst immer Deutschland oder meine Heimatstadt verliert – egal. Wenn der Außenseiter gewonnen hat, den niemand auf dem Schirm hatte, freu ich

Alles ist ein Geschenk,
nichts hält ein Leben lang,
also genieße ich das,
was ist, in vollen Zügen.

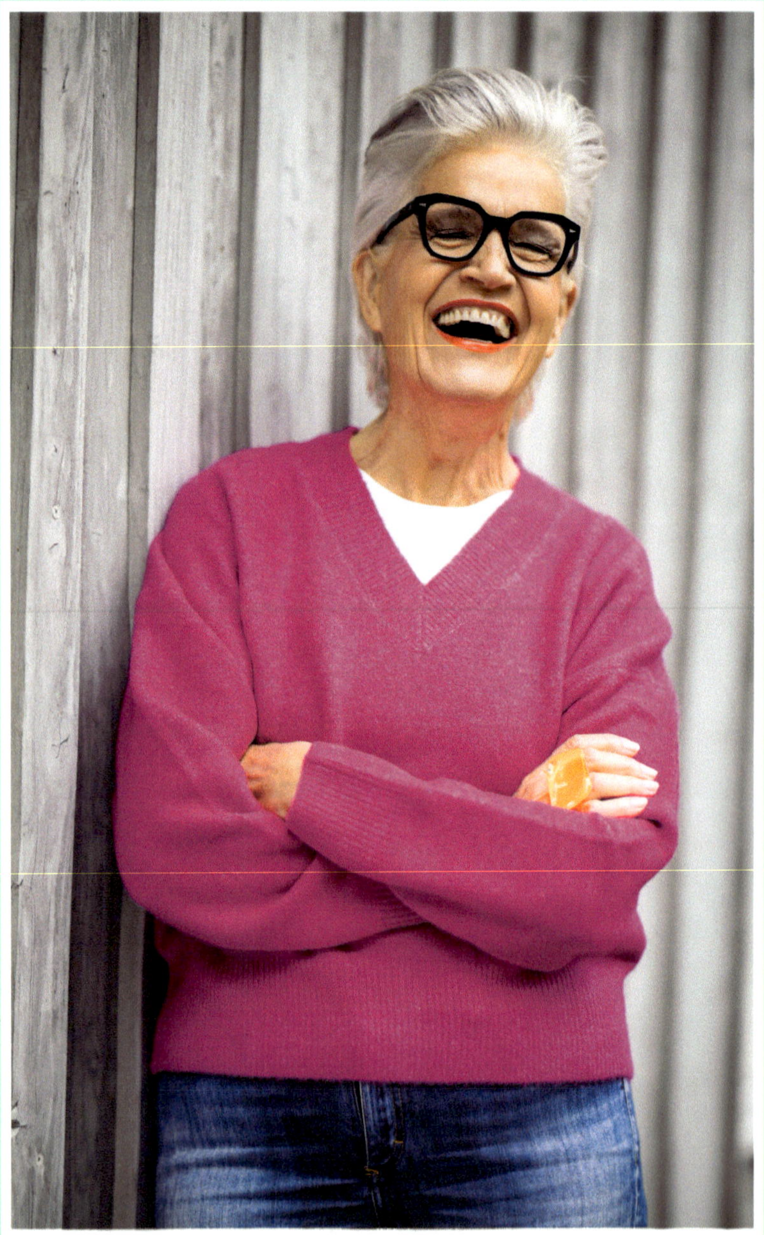

mich rappelig. Wie kommt das? Ganz genau kann ich das nicht erklären. Ich vermute, es gibt mir Mut, dass jeder es schaffen kann. Ich glaube, dass die einfach spielen, weil sie nichts zu verlieren haben – sie vergleichen sich nicht, sie sorgen sich nicht: «Was ist, wenn wir verlieren?» Sie schmeißen sich mit ihrer spielerischen Freude rein und geben alles. Mehr braucht es nicht in meinen Augen. Bei vielen Gelegenheiten mach ich das genauso – was hab ich denn zu verlieren? Nichts. Alles ist ein Geschenk, nichts hält ein Leben lang, also genieße ich das, was ist, in vollen Zügen. Und das ist dann, glaube ich, schon der Motor für weitere Anstrengungen für den nächsten Traum.

Es mag sein, dass mein Verstand meint: «Das kannst du sowieso nicht.» Da geht es mir dann wie Pippi Langstrumpf: «Oh fein, das hab ich noch nie gemacht, dann kann ich das!» Wie oft ist das doch auch schon in meinem Leben passiert – und deinem Leben sicher auch. Du hast es einfach gemacht, weil es sein musste oder weil du neugierig warst. Es ist absolut möglich, sich über seine eigenen, sich selbst blockierenden Gedanken hinwegzusetzen. Ja, ich liebe meinen Verstand, bin manchmal auch erstaunt, was der so alles auf die Reihe kriegt. Aber es braucht auch mein Herz und meine Hände. Wenn ich etwas nur denke und fühle – hm, da fehlt Wesentliches. Dieses alles auch in die Tat umzusetzen, verleiht Flügel.

Schauen wir uns an, was in dir steckt. Trau dich zu entdecken, was dich ausmacht – und dann schnapp dir deine Flügel und pack an!

Wobei fühlst du dich genervt, weil andere immer wieder möchten, dass du es für sie übernimmst, dich einspannen, manchmal sogar ohne dich vorher zu fragen? Mache dir bewusst, was dahintersteckt: Was genau kannst du hier besser als andere, was ist dein Talent? Könnte vielleicht eine besondere Qualität von dir der Grund sein? Ein Beispiel: Ich werde immer wieder gebeten von Freunden, Familie und Bekannten, Einschätzungen zu ihren Konflikten zu geben – ich bin keine ausgebildete Psychotherapeutin, und manchmal kann eine solche Situation ganz schön anstrengend sein. Aber irgendwann habe ich erkannt, was für ein großes Geschenk dahintersteckt: Ich gebe anderen das Gefühl, gehört zu werden. Ich muss gar nicht alle Antworten auf ihre Fragen haben. Im Gegenteil: Die müssen sie schon selbst finden. Aber dass sie sich die Fragen stellen, das ist mein Talent. Weil ich ihnen die Sicherheit gebe, nachzudenken, zu sprechen, sich Gehör zu verschaffen und sich so auch erst einmal selbst hören. Was ist dein Talent, das sich vielleicht besonders in Situationen zeigt, die sich immer wieder wiederholen und dich manchmal gar strapazieren? Gehe dem mal auf die Spur und freue dich über das, was du entdeckst – das kann alles so viel leichter machen. Sogar helfen, in Zukunft Grenzen zu setzen, wo es dir zu viel wird.

Anleitung zu Inneren Reisen

Mit Ende dreißig habe ich «Innere Reisen» kennengelernt - und lieben. Sie sind zu meinem stärksten Werkzeug geworden, um mit «unangenehmen» Gefühlen umzugehen. Diese Reisen in mein Innenleben sind ein Weg, mir Zeit für mich zu nehmen, auf mich zu achten, aufmerksam in mich hineinzuhorchen und bewusst wahrzunehmen, was in mir vibriert. Was bewegt mich da gerade? Welche Situationen, welche Menschen, welche Fragen tauchen auf? Was fühle ich da? Ich habe jahrelang an Kursen zu Inneren Reisen teilgenommen und viele Jahre auch selbst «unterrichtet». Und ich möchte euch einladen, es einmal selbst zu probieren. Und dann: immer wieder. Denn mit jedem neuen Versuch reist du tiefer in dein Inneres. Es ist erstaunlich, wie viele Antworten wir in uns selbst finden. Ich würde fast sagen: Die wahrhaftigen finden wir ausschließlich dort. Aber es erfordert manchmal eben auch Mut, sich belastenden Fragen zu stellen. Allerdings: Wenn du unangenehme Gefühle loswerden willst, musst du sie ergründen, sie ansehen. Das ist, was auf den Inneren Reisen passiert. Und ich kann dir sagen - es tut so gut, sich selbst zuzuhören und seinen Gefühlen Beachtung zu schenken. Allen Gefühlen. Nur so können wir sie annehmen, mit ihnen umgehen.

Mache es dir bequem und lies dir den untenstehenden Text aufmerksam durch. Verinnerliche die Bilder, die ich beschreibe. Dann schließe deine Augen und begib dich auf deine Reise. Du wirst selbst wissen, wie lange du unterwegs sein möchtest.

Gehe gedanklich an einen Ort, an dem du jetzt gerne wärst. Ein Ort, an dem du schon mal warst oder an dem du gerne mal sein möchtest. Egal ob am Meer, im Dschungel, in den Bergen, der Wüste, auf der prallen Wiese – du sollst dich dort wohlfühlen, du entscheidest, wo du nun sein wirst. Und dann nimm wahr, was dort alles ist – ob die Sonne scheint oder der Regen fällt, ob es windig ist, die Vögel zwitschern, das Meer rauscht oder die Blätter der Bäume rascheln. Es geht darum, alles wahrzunehmen, was da ist. Du darfst alles berühren, allem zuhören, darfst dich bewegen, darfst tanzen oder singen oder was dir sonst einfällt, wonach auch immer dir gerade ist. Dabei gehst du immer weiter und siehst in der Ferne einen Wegweiser, der dir zeigt, wo du abbiegen sollst. Er ist das Hinweisschild zu dem Thema, das dich gerade am meisten beschäftigt. Angst, Wut, Selbstbewusstsein, Liebe, Einsamkeit – was auch immer da als Thema auftaucht und auf deinem Wegweiser steht.

Geh nur so dicht heran, wie du es aushältst. Dann sprich die Angst (oder was auch immer dein Thema ist) an: «Angst, du gehörst zu mir, auch wenn ich dich oft nicht aushalten kann.» Wenn du das ausgesprochen hast, spürst du vielleicht schon eine erste Erleichterung. Dann frag die Angst: «Bist du meinetwegen so, wie du bist?» Oft spüren wir hier in uns ein Ja. Dann gestatte der Angst, jetzt so zu sein, wie sie wirklich ist, und beobachte nur, wie sie sich verändert.

Oft wird sie kleiner, nicht mehr so bedrohlich. Stell ihr Fragen, bleib im Dialog mit der Angst – sag ihr, wenn du es denn so empfindest, dass du sie so besser aushalten kannst.

Und jetzt achte darauf, wie sich der Weg verändert, wenn du nun an dem Wegweiser vorbeigehst und dem Weg folgst. Nimm wieder alles wahr, was dort ist und wie es sich anfühlt. Achte dabei auch auf Stolpersteine, die dich daran hindern, etwas zu leben, was du gerne machen möchtest. Jetzt, da du mit deinem Thema, der Angst etwa, im Dialog bist – fürchtest du dich vielleicht weniger? Fallen dir neue Wege ein? Bist du es selbst, die die Stolpersteine beiseite räumt? Setze dich mit deinen Gefühlen auseinander und tausche dich aus mit dir selbst. Und spüre, wie deine Energie nun frei wird für Neues, Gutes, für gute Gedanken.

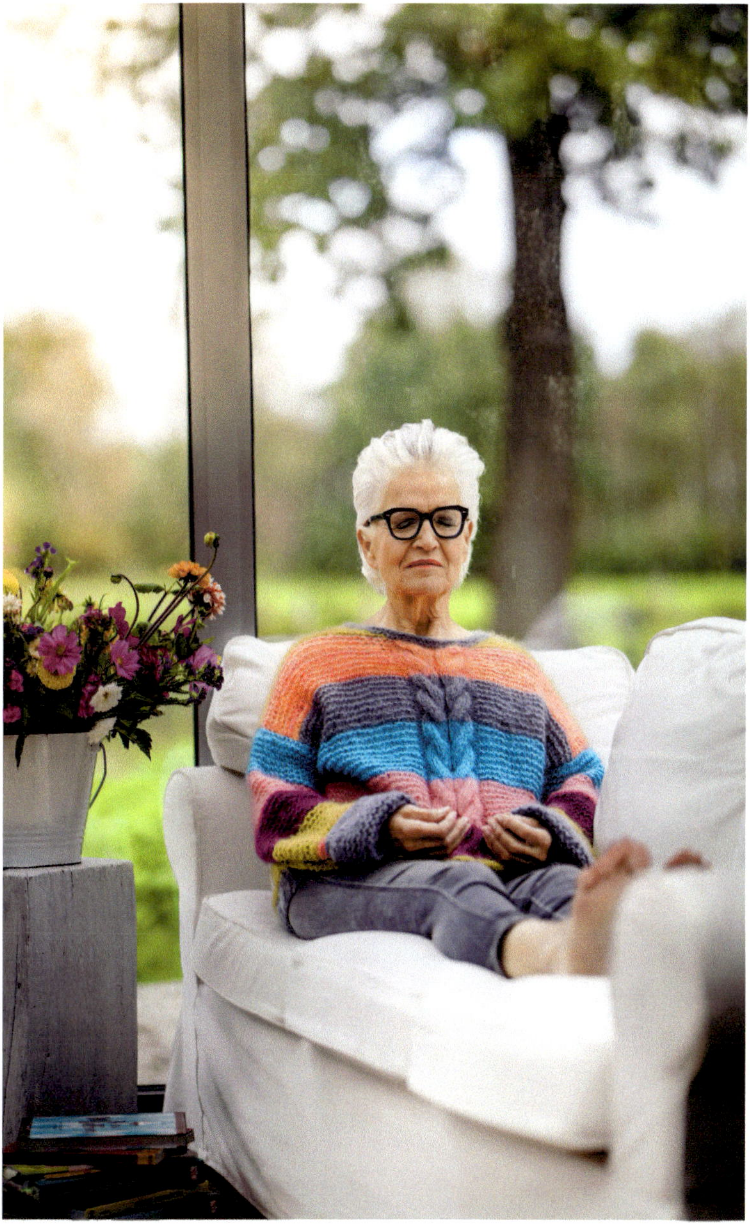

Stichwort «Stolpersteine»: Schreibe bitte 3 Gründe auf, die dich daran hindern zu leuchten.

1.

2.

3.

Und nun nimm dir noch einmal die Zeit, dir diesen Satz bewusst zu machen, ihn zu verstehen und auszukosten: **Ich bestimme über mein Leben.**

Denke hier einmal in Ruhe drüber nach: Wie viel Macht gibst du deinem Umfeld oder Situationen, in deinem Leben bestimmen zu können? Wie könntest du ihnen diese Macht entziehen? Ein Weg, den ich gegangen bin, war der Weg des Verzeihens (davon habe ich in meinen anderen Büchern erzählt). Das ist natürlich mitunter ein längerer Prozess. Aber du kannst nebenbei schon einmal probieren, deinem Leben, dir selbst mehr Leichtigkeit zu geben. Was könnte deine kleine Sache sein, die du nebenbei aufbaust, regelmäßig machst, die dir richtig guttut? Vielleicht machst du jeden Tag eine Innere Reise, oder du triffst dich einmal die Woche mit einer Freundin, die dich fröhlich macht, oder du liest jeden Tag mindestens eine Stunde, oder du suchst dir ein Hobby, das du jede Woche mindestens an einem Tag ausführst, oder, oder, oder. Schreib diese eine Sache hier auf:

Was übrigens auch sehr wohltuend ist: etwas für andere tun. Dir geht es besser, das verspreche ich dir, wenn du merkst, was du auch für andere zum Besseren verändern kannst. Ein liebes Wort, eine helfende Tat, eine aufmerksame Nachfrage. Überlege dir, wo deine Hilfe gebraucht wird. Schreibe auf, was du für Personen in deinem Umfeld oder Hilfsorganisationen / örtliche Vereine) tun möchtest.

Und jetzt kommen wir zur allerschönsten Aufgabe. Stell dir vor: Was wäre, wenn du leuchten würdest? Was wäre anders? Wer bist du dann? Was lässt du los? Was wird dein leuchtendes Ich deinem jetzigen Ich sagen? Wie wirst du gehen, wenn du leuchtest? Wie wird dein Tag verlaufen, wie stehst du morgens auf, wie begrüßt du den Nachbarn, die Kollegen, die Welt? Beschreibe mal diese Person so, als würdest du begeistert deiner Freundin von ihr erzählen. Was bewunderst du an ihr? «Stell dir vor, sie macht das und das ...» Fühle es mit all deinen Sinnen. Vielleicht berichtet diese neue Person auch, wie ihr Umfeld ist, wen sie trifft, wofür sie sich Zeit nimmt, was ihr ganz besonders am Herzen liegt. Wenn du eine Vision in deinem Kopf hast – schreibe sie hier auf.

3 konkrete Sachen, die du dafür tust ab jetzt

1.

2.

3.

TEIL ZWEI

STRAHLE DURCH GESUNDE ERNÄHRUNG

Endlich hatten meine Freundin Hilli und ich einen Termin gefunden für unsere so seltenen abendlichen Treffen. Es war ein herrlich lauer Sommerabend, und ein Tisch auf der Terrasse des Italieners war unser. Vor lauter sprudelndem Erzählen kamen wir gar nicht dazu, die Speisekarte zu studieren, und der Duft vom Nachbartisch hatte ohnehin längst die Wahl für mich getroffen: Spaghetti mit Trüffel in geschmolzenem Parmesan. Das Gehirn wurde gar nicht eingeschaltet, war es doch eh mit unseren Gesprächen unterwegs. Ich hätte es ahnen können – ich schlief am Tisch ein. Ja, das ist kein Scherz. Alle Energie wanderte in den Magen nach dem köstlichen Genuss, ich kämpfte wie wild gegen das Einschlafen an und hoffte so sehr, dass meine Freundin das nicht merkte. Ich spürte den Sekundenschlaf kommen, aus dem ich mit einem kleinen Ruck wieder aufwachte. Meine Güte, war mir das peinlich! Nach dreimal Wegsacken hatte sich dann mein Körper so weit erholt, dass ich wieder fitter wurde.

Unsere kostbare Zeit so zu vergeuden – ich hab mich so geärgert! Seitdem frage ich mich vor jeder Bestellung im Restaurant, wie ich den Abend verbringen möchte: sprühend oder halb schlafend.

Ich weiß es längst: Weißmehl und Zucker sind meine Energieräuber. Ich spüre es sofort und sehe es am nächsten Tag im Spiegel. Meine Haut wirkt schlaff und grau. Ich weiß genau, dass ich ein anderes Essen genauso genossen hätte – Fisch mit Gemüse zum Beispiel –, und der Abend wäre anders verlaufen. Meine Geschichte vom Sekundenschlaf in aller Öffentlichkeit erzählt so eindrücklich davon, was für einen Einfluss Ernährung auf uns hat. Es gibt Lebensmittel, die uns einfach nicht guttun. Und es gibt Lebensmittel, die unsere Zellen auffrischen, uns Energie geben, die

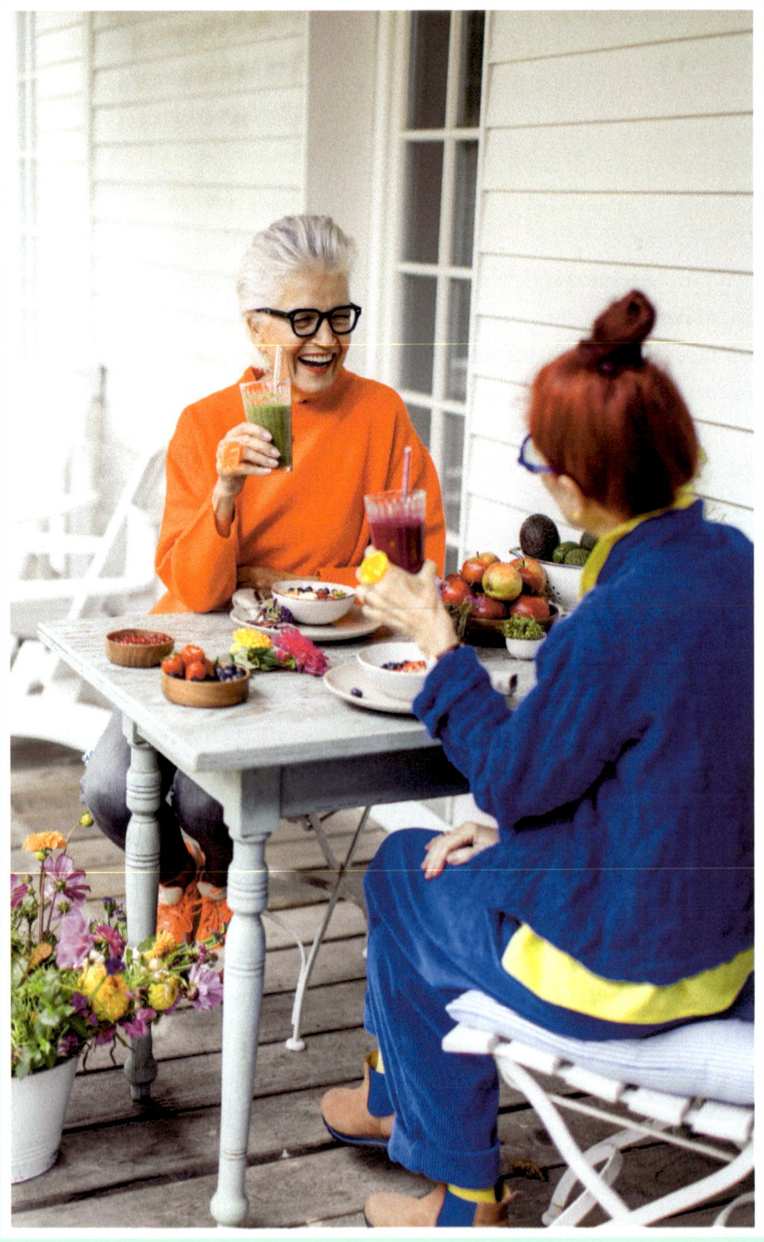

Haut strahlen lassen, Magen und Darm beruhigen und stärken, unsere Gehirnzellen genauso wie unsere Glückshormone aktivieren.

Bist du es dir wert, oder behandelst du deine «Maschine» Körper, die ja eine Menge leisten muss in deinem Leben, sträflicher als dein Auto? Bekommt das Auto das bessere Öl als du und das genau passende Benzin? Was wäre, wenn das Auto jammern würde: «Nein, mir schmeckt das süße Öl aber viel besser.» Da würdest du dich vielleicht ein- oder zweimal breitschlagen lassen, aber dann würdest du vermutlich Stopp sagen: «Dann verkalken deine Leitungen, der Motor wird nicht mehr richtig versorgt und fängt an zu stottern, oder die Gelenke fangen an zu klappern! Nee, nee, ich hab das nachher zu bezahlen, und du jammerst dann später, weil alles Mögliche nicht mehr funktioniert. Ich hab die Kosten und kann nur noch mit einer Klapperkiste rumfahren.»

Wir müssen uns bewusst machen: Was wir essen, hat einen Einfluss auf unser Leben. Zum Guten und zum Schlechten. Was tut unseren Zellen gut, was greift sie an? Während mich Zucker und Weißmehl müde machen, weil meine Zellen nichts mit ihnen anfangen können und den Überschuss in Fett verwandeln, das der Körper nicht braucht, haben andere Lebensmittel Inhaltsstoffe, die meine Zellen schützen und stark machen. Der Körper arbeitet die ganze Zeit. Macht euch bewusst: Er arbeitet auch mit dem, was wir ihm geben. Und das sollte möglichst häufig etwas sein, das gesund für ihn ist und ihm nicht stressige Extraarbeit verschafft. Du weißt ja: Irgendwann wird man nachlässig, wenn man überarbeitet ist – und krank. Bist du bereit, den Preis zu zahlen?

Sei es dir wert, dass deine «Maschine» Körper die Nahrung bekommt, die dir Energie schenkt, dir guttut. Bei der Ernährung spielen Kalorien für mich keine Rolle mehr – wohl aber die Inhaltsstoffe der Nahrungsmittel. Es macht für meinen Körper einen Unterschied, ob er Kalorien als Gummibärchen oder als Banane bekommt. Vielleicht hat die Banane mehr Kalorien, aber auch viel mehr Gehalt. Von den Gummibärchen hat mein Körper nichts – nun ja, nichts als Ärger vielleicht. Keine Sorge, die Dosis macht das Gift. Aber du verstehst, worauf ich hinauswill. Es ist einfach wichtig zu wissen, was man isst. Was da drin ist, das in deinen Körper kommt. Viel wichtiger als die Kalorienzahl. Walnüsse zum Beispiel haben viele Kalorien, aber so fantastische Nährstoffe, dass unser Körper wahrscheinlich ein inneres Glücksfeuerwerk startet. Und vor allem die Kalorien ganz anders verarbeitet. Darüber, was für kleine Wunderwerke Nahrungsmittel sind, berichte ich noch und habe auch eine Auswahl meiner Favoriten für dich, samt Übersicht der Inhaltsstoffe und Wirkungsweisen. Was drin ist – darauf solltest du achten, wenn du strahlen möchtest. Ich glaube, es gibt einige Menschen, die sorgfältiger nachsehen, was im Futter ihrer Haustiere alles enthalten ist, das diese brauchen, um vital und gesund zu bleiben und optimal versorgt, als das bei den Lebensmitteln, die sie selbst konsumieren, der Fall ist. Wenn du dich jetzt ertappt fühlst, möchte ich dir liebevoll zurufen: Hey, dein Leben, dein Körper ist doch so kostbar! Mache es in Zukunft anders und achte darauf, Gutes zu essen.

Hab keine Sorge, dass es so viel ist, an was du da denken musst. Ich weiß noch, dass ich, als ich beschloss, dass ich meine Ernährung umstellen muss, dachte: «Wie soll das denn gehen – lebenslang, nicht nur für die 3-Wochen-Diät?» Es erschien mir wie ein riesiger, unerklimmbarer Berg, dieses Unterfangen «gesunde Ernährung». Aber aus kleinen Veränderungen wurden größere, und ich merkte schnell, wie mein Körper es mir dankte. Und ich wollte, dass es ihm weiterhin so gut geht. Es ist eine Einstellungsänderung. Wenn wir einmal begriffen haben, dass es eine Riesen-Rolle spielt, was wir essen, ist das die halbe Miete.

Mein Körper ist mein Freund und sendet mir Signale, die ich in meinen Emotionen schon oft überhört habe. Er will mich immer zurück auf den richtigen Weg bringen. Und du kannst dich jederzeit dafür entscheiden, auf ihn zu hören und ihn bestmöglich zu behandeln. Und einiges sogar wiedergutmachen.

«Ihre Entzündungswerte und Cholesterinwerte sind wie bei einer 36-Jährigen», meinte die Ärztin nach meinem letzten Bluttest beim allgemeinen Check. Hat mich gar nicht überrascht …

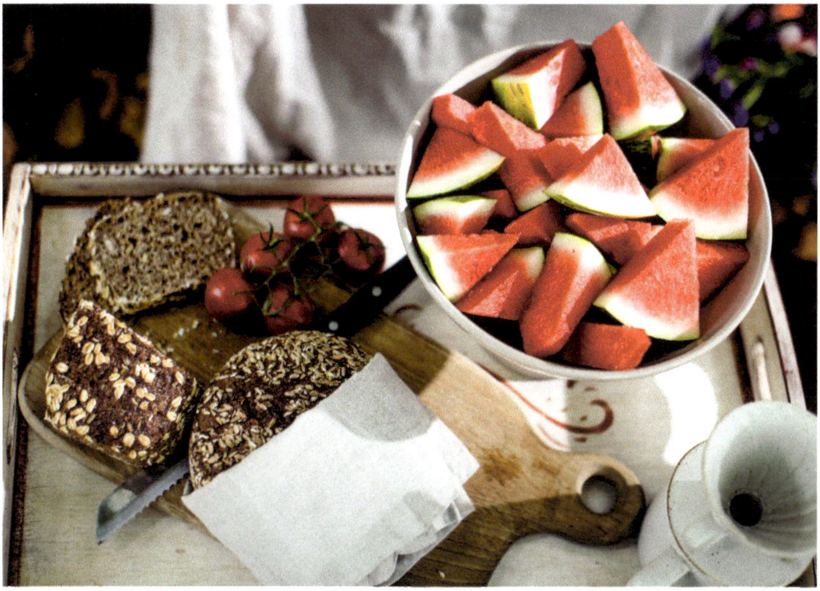

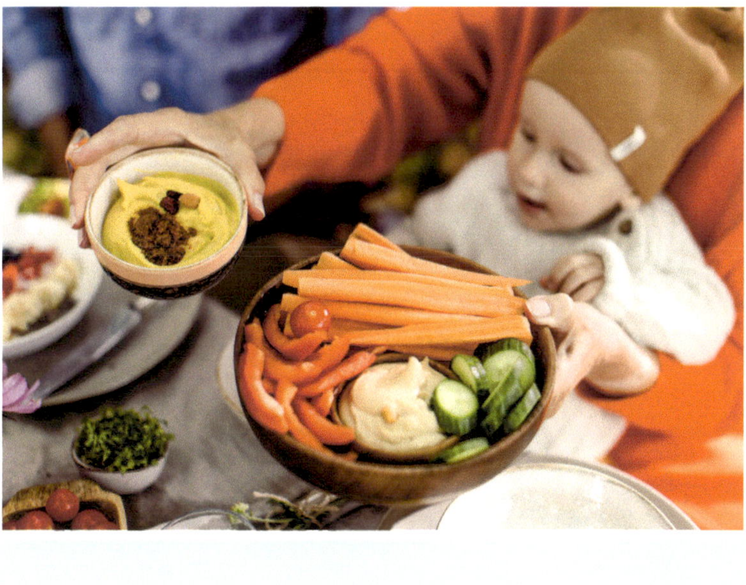

Mein Körper ist mein Freund
und will mich immer
zurück auf den richtigen Weg
bringen.

2.1 Meine Jungbrunnenentdeckung 1: ENTSÄUERUNG

Ich lernte so viel über Ernährung und die Wirkungsweise auf den Körper, da mein Körper mir regelmäßig den Stöpsel aus der Badewanne zog: Ich wurde nach manchem Essen unglaublich müde, konnte mich mittags, wenn ich aus der Kantine kam, nicht mehr vor dem Bildschirm halten vor Müdigkeit. Schrecklich fühlte ich mich, wandte so viel Kraft auf, nicht einzuschlafen, kämpfte mit dieser alles einnehmenden Müdigkeit, war völlig energielos. Etwas musste sich ändern, das war mir klar.

Ich war schon Ende 40, als ich von dem Jungbrunnen «Entsäuerung» hörte. Dass Übersäuerung nicht nur dem Wald schadet, sondern auch uns, hatte ich wohl schon geahnt. Der Begriff ergab für mich sofort Sinn, ließ mich aufmerken, denn so fühlte ich mich, genau so: übersäuert. In mir war alles im Ungleichgewicht, auf einer körperlichen Ebene. Wie immer, wenn ich eine neue Erkenntnis habe, warf ich mich da ganz euphorisch hinein. Las mich ein, probierte einfach mal, mehr das zu essen, was meinem Körper guttun sollte. Ganz locker mal versuchen, das Essverhalten etwas zu verändern. Mal sehen, wie sich das anfühlte. Dass ich damit nicht wieder aufhören sollte, zeigte sich sehr bald in meinem Spiegel: Jeden Tag stellte ich mich morgens vor ihn und sah mich an. An einigen Tagen war ich erstaunt, wie fit ich aussah, ja, strahlend! Noch immer deutlich öfter blickte mir ein müdes Gesicht entgegen. Die Frage war also: Was war gestern anders gewesen als sonst? Es war bei mir die Ernährung, die den Unterschied machte. Ich konnte mir ansehen, wenn ich am Tag zuvor wieder zu viel Stress hatte, in der Eile doch die Pizza in der Mittagspause gegessen hatte und abends noch die süße Nervennahrung, weil ich das «nach *dem* Tag» meinte zu brauchen. Ich konnte mir ansehen, wenn ich am Tag zuvor hingegen ausschließlich Frisches, Gesundes gegessen hatte.

Heute weiß ich außerdem, dass auch meine Gefühle Mitsprache haben. Ängste, Stress, Wut, Sorgen, unverarbeitete seelische Belastungen

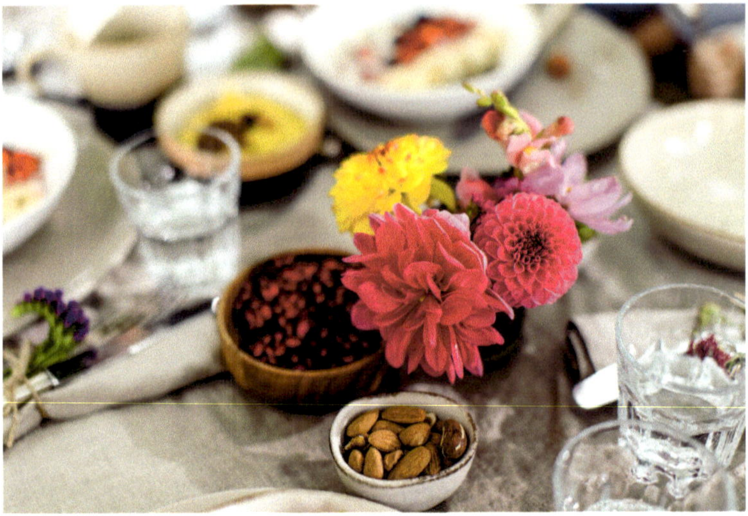

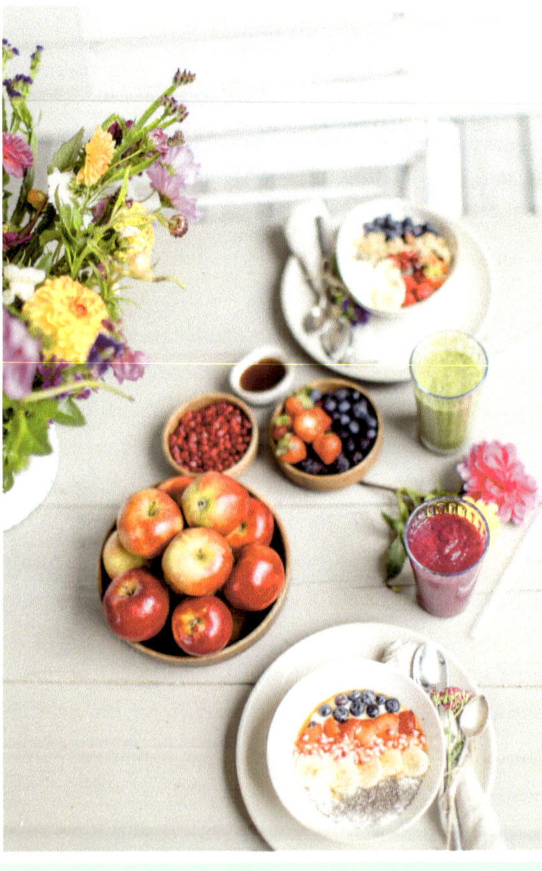

machen uns ebenfalls sauer – das haben wir ja sogar in unseren Sprachgebrauch aufgenommen: «Es macht mich sauer, dass ...» Spannend, wie unsere Sprache uns eine Brücke baut von unserer Emotion «sauer sein» hin zur ausgewogenen Ernährung *basisch – sauer*. Übermäßiger Sport und auch Bewegungsmangel gehören auch zu den Verursachern unseres Sauer-Seins. Wenn wir diese Zusammenhänge einmal verstanden haben, dann rundet sich der Blick, und jung und gesund sein wird plötzlich ganz einfach. Denk nur an meine Blutwerte! Die waren mit 40 nicht so gut wie mit 70.

Zurück aber zu meinem Ende 40-jährigen Ich: Das ging auf die Suche. Welche Nahrungsmittel lassen mich strahlen, welche Nahrungsmittel machen mich sauer? Was kann die Banane, was das Gummibärchen nicht kann? Was kann Gemüse, was Pasta nicht kann?

Hier gleich zur Beruhigung unserer Nerven – wir brauchen beides, Säuren und Basen. Es kommt auf den ausgeglichenen Haushalt an. Jeden Tag testete ich mit den überall erhältlichen Urin-Teststreifen meinen Säure-Basen-Haushalt. Allmählich entwickelte ich ein Gefühl dafür, welche Ernährung bei mir welche Auswirkungen hatte. Müdigkeit trotz ausreichend Schlaf, graue und schlaffe Haut, Muskelverspannungen, Kopfschmerzen waren die gravierenden Anzeichen für Übersäuerung. Nun war klar, mein Wohlbefinden, meine Gesundheit und meine Strahlkraft hängen stark mit einem ausgeglichenen Säure-Basen-Haushalt zusammen. Bei einem Ungleichgewicht geraten der Transport von Nährstoffen und die Hormontätigkeit durcheinander.

Mein großer Säure-Verursacher war Zucker. Ich behaupte, dass ich «zuckersüchtig» war – auch wenn es das offiziell gar nicht gibt, aber ich bleibe für mich bei dieser Bezeichnung. Kein Schild am Kühl- oder Küchenschrank konnte mich abhalten, wenn mein Körper sagte: «Jetzt will ich Süßigkeiten.» Der Verstand war dann irgendwie nicht anwesend, wenn ich zuschlug, der kam dann hinterher wieder ins Spiel, wenn der Rausch vorbei war, mit einem schlechten Gewissen. Also musste Ersatz her, der dieses Bedürfnis befriedigte und mir half, mich aus diesem «Suchtverhalten» (verzeiht diesen Platzhalter) rauszuschleichen.

Und ich stellte schnell fest: Es ist nicht so schwer, aus unguten Essgewohnheiten rauszukommen. Aber es gibt wichtige Bedingungen, um seine Ernährung dauerhaft umzustellen: Das Neue muss einfach mindestens so lecker sein wie das, was ich vorher so geliebt habe – und es muss genauso schnell gehen. Ich brauche immer Tricks, wie ich mich selbst überlisten kann mit meinen unguten Gewohnheiten. Vielleicht ist es bei dir ähnlich. Ich war jedenfalls nach meiner Erkenntnis kampfeslustig: «Ich werde schon sehen, was es für einen einfachen Ersatz gibt, wenn mein Körper glaubt, er hätte was zu sagen! Da brauche ich eine Auswahl an leckeren Möglichkeiten.» Und das war mein erster Schritt aus der Süßigkeiten-Sucht. Ich sorgte für einen Ersatz für Zucker, nach allem, was meinen Bedarf an Süßigkeit stillte. Datteln, Honig, Agavendicksaft, Kokosblütenzucker, Ahornsirup, Mandeln, Nüsse oder Cashewmus. Dafür brauchte ich schnelle Rezepte oder etwas, was ich schon vorbereitet in der Handtasche oder im Kühlschrank hatte: Cashewmus mit Rohkakao oder Cashewmus mit geknatschter Banane als Schokoladeersatz etwa (Rezepte und konkrete Tipps kommen noch, versprochen, aber wenn du jetzt schon neugierig bist: In den Kapiteln «Gretas Gewohnheiten und Helferlein für eine gesunde Ernährung», «Gretas 50 gesunde Wunderwaffen» und «Gretas Lieblings-Wohlfühlgerichte» wirst du fündig). Es ging darum, mir erst einmal selbst zu beweisen, dass ich da richtig tolle Alternativen hatte. Dass dieses Gefühl «Hilfe, ich verhungere!» nicht aufkommt. Deswegen verlor ich zunächst auch kein Gewicht, erst später dann, als ich mich ganz umgestellt hatte und auch wieder besser spüren konnte, wann mein Körper überhaupt essen wollte und wann er einfach satt war.

Genauso wie mit dem Zucker sollte man für die anderen säurebildenden Lebensmittel, die nicht in großen Mengen gegessen werden sollten, Alternativen finden. Ich wiederhole es hier noch mal: Wir brauchen im Körper beides, säurehaltige und basische Lebensmittel, die in der Balance sein müssen, damit sich keine Schlacken im Körper bilden. Eine Übersäuerung ist nirgends gut – auch der übersäuerte Waldboden lässt die Bäume sterben, saurer Regen zerfrisst Metalle und ein übersäuerter Körper holt sich bei zu viel Säurezufuhr aus seinen Mineralstoffdepots aus Knochen,

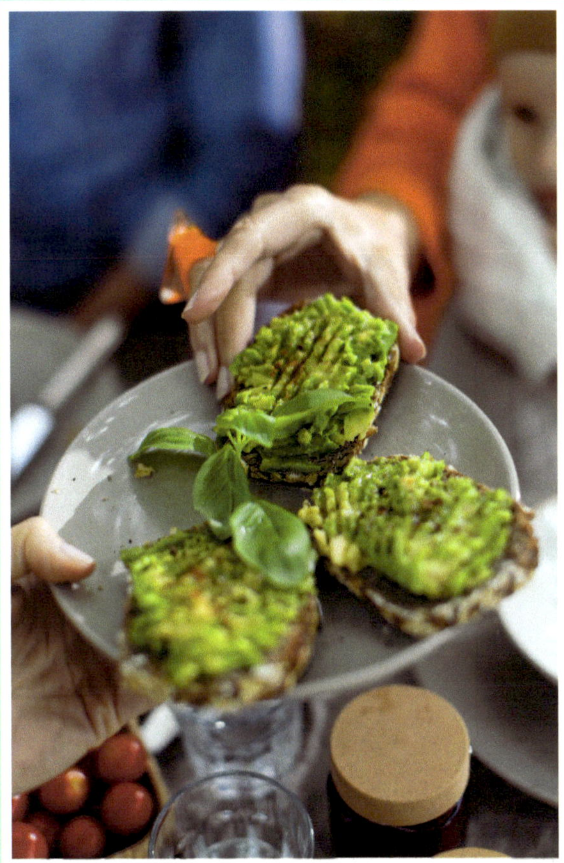

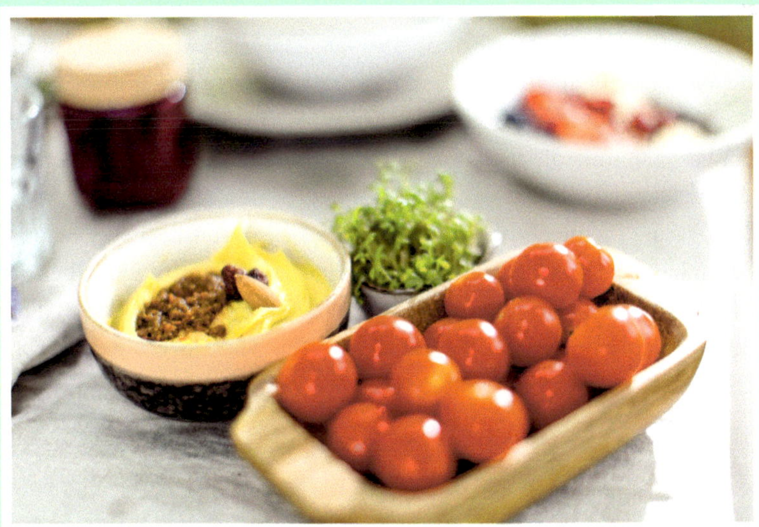

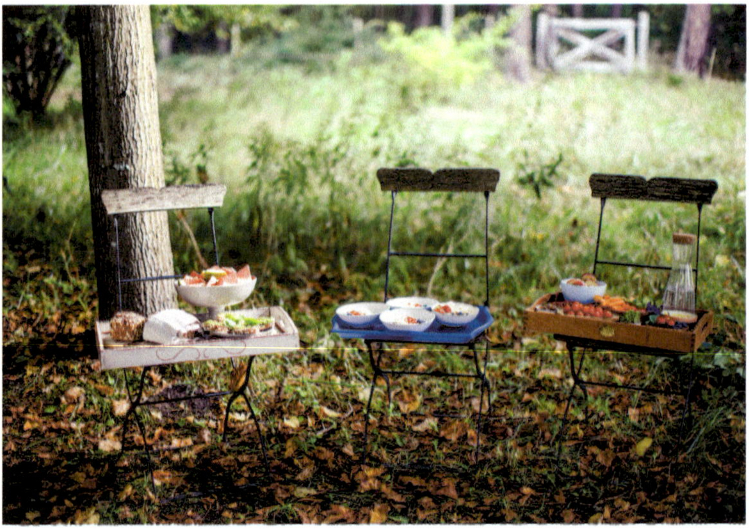

Bindegewebe und Blutgefäßen, was er braucht, um die Schlacken auszuscheiden. Wenn ihm das nicht gelingt, parkt er das an allen möglichen und unmöglichen Stellen im Körper. Gehirn, Augen, Ohren und Herz sind bekannte Ablagestellen.

Der Körper gibt uns dann Signale, die meist nichts Gutes verheißen. Ich hatte recht eindeutige Signale, über lange Jahre hinweg, die ich jedoch damals gar nicht deuten konnte. In jungen Jahren hatte ich drei Hörstürze. Die Folgen sieht man immer noch bei jedem Hörtest; trotz Schnellmaßnahmen wie Infusionen ist mein Hörvermögen eingeschränkt.

Hier kurz meine persönliche Geschichte, die vor allem davon erzählt: Wir zahlen den Preis. Mein erster Hörsturz (man nennt ihn auch «Ohrinfarkt») kam, als meine beiden Kinder zwei und vier Jahre alt waren. Der Ohrenarzt verbot mir jede Anstrengung. «Wie soll das gehen mit zwei kleinen Kindern von zwei und vier Jahren?», war meine Frage. «Ich würde ihnen das Tanzen verbieten», war die Antwort des Arztes, die mir zeigte, dass ich das wohl nicht schaffen würde. Ich konnte meine Kinder nicht ins Regal stellen, mein Mann war tagsüber bei der Arbeit, Verwandtschaft nicht in der Nähe. Der dritte Hörsturz passierte mit Ende 40, drei Kindern, voll berufstätig in der Selbstständigkeit mit langen Fahrzeiten und meiner Mutter im Krankenhaus. Sie sollte nicht wissen, was passiert war – also ließ ich mir meine Infusionen dort bei meinen täglichen Besuchen im Krankenhaus geben (nach Geheimabsprache mit der Krankenschwester) und sagte Mutti, dass ich gerade eine Wellness-Kur mache. Dass das wohl alles nicht so wirksam war, weil ich mir keine Ruhe gönnte, bekomme ich heute mit meinem eingeschränkten Hörvermögen als Quittung serviert. Noch mal: Wir zahlen den Preis. Damals war mir das nicht bewusst.

Nun ist bestimmt nicht jeder Hörsturz das Ergebnis von Übersäuerung, aber dass Stress damit zusammenhängt, ist bekannt – und dass Stress sauer macht, hatte ich bereits erwähnt, und du wirst die Erfahrung selbst gemacht haben. Mir geht es an dieser Stelle darum: Wir müssen wachsam sein und unseren Säure-Basen-Haushalt im Blick haben. Wenn wir übersäuern, hat das Folgen für unseren Körper. Wir brauchen wie auf der mentalen Ebene auch hier: eine Balance.

Säurebildende Lebensmittel:
Zucker, tierisches Eiweiß, Getreide, Alkohol, Kaffee, schwarzer Tee, kohlensäurehaltige Getränke, Fertigprodukte, gesättigte Fettsäuren.

Neutral oder schwach säurebildend:
Amaranth, Hirse, Buchweizen, Quinoa.

Basenbildende Lebensmittel:
die meisten Gemüse, viele reife Obstsorten, Mandeln und Hülsenfrüchte, Kräuter, Algen, Gewürze.[3]

2.2 Meine Jungbrunnenentdeckung 2: ENTGIFTUNG

Es geht aber nicht nur darum, bestimmte Nahrungsmittel zu vermeiden (beziehungsweise dosiert zu konsumieren): Ich möchte dich gern damit verführen, was alles Tolles im Körper passieren kann durch gesunde Ernährung. Von den vielen kleinen und großen Ernährungs-Wunderwaffen berichte ich dir noch ausführlich. Zuvor wird allerdings noch mal spannend, wie du die Giftstoffe aus dem Körper bekommst, die sich da schon abgelagert haben. Wir können unserem geduldigen Körper ein großes Geschenk machen, wenn wir: entgiften. Viele sagen auch Detoxen; der englische Begriff ist bei uns voll angekommen. Egal in welcher Sprache: Der dahinterstehende körperliche Prozess ist ein sehr verheißungsvoller. Wir helfen unserem Körper, Giftstoffe auszuscheiden, hauptsächlich über die Toilette und über die Haut. Und in der Konsequenz unterstützen wir unseren Körper dabei, gesund zu bleiben oder auch: gesünder zu werden. Unser Verdauungssystem spielt hierbei natürlich eine Hauptrolle. Zu einer seiner Hauptaufgaben gehört es nämlich, die aufgenommene Nahrung zu zerkleinern und enzymatisch zu verdauen. Die benötigten Nährstoffe werden ins Blut aufgenommen, die unverwertbaren Bestandteile ausgeschieden. Schon 400 Jahre vor Christus sagte Hippokrates: «Von allen Zusammensetzungen unserer Körperkräfte wirken sich die Säuren am schädlichsten aus.» Helfen wir unserem Körper dabei, sie schneller loszuwerden – und am liebsten hat er es dann, wenn er es in Zukunft möglichst selten mit ihnen zu tun bekommt, na klar. Aber eins nach dem anderen. Es gibt unterschiedliche Wege zu entgiften. Sowohl von der Länge der Dauer als auch von der Art und Weise. Die klassischen, feuchtwarmen Leberwickel mit Wärmflasche an einem Fastentag gehören genauso dazu wie Saftkuren, ein basisches Wannenbad, Gemüsetage oder die ayurvedische Panchakarma-Kur:

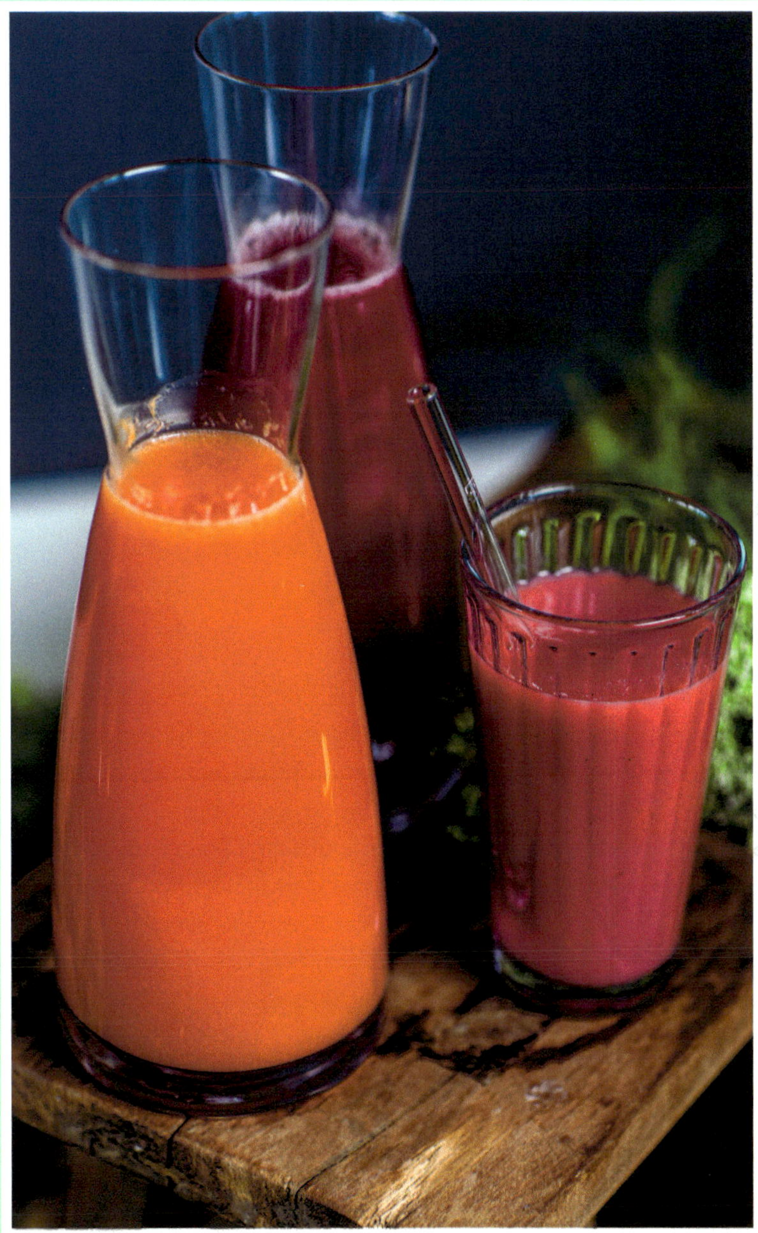

FASTEN

Eine Kollegin und ich hatten ein langes Beauty- und Wellness-Wochenende gebucht. Nach der Anmeldung sollten wir zum Abend in einem mit Tischen ausgestatteten Raum erscheinen. Wir erwarteten das Abendbrot, und unsere Mägen knurrten bereits recht laut, als endlich die Tür aufging. Eine Dame mit Tablett kam rein, steuerte auf uns zu. Unsere Hälse wurden immer länger, um schon einen Blick auf unser Essen zu erhaschen. Doch sie ging schnurstracks an uns vorbei und schob das Tablett unten in den Vogelkäfig – es war das Abendessen des Wellensittichs, nicht unseres. Wir hatten, ohne es zu ahnen, auch ein Fastenwochenende gebucht.

Mittlerweile buche ich ein solches Angebot ganz bewusst, weil ich erfahren habe, wie gesund Fasten ist für meinen Körper.

«Der freiwillige Nahrungsentzug wirkt nicht nur verjüngend und regenerierend. Auch die medizinische Bedeutung wird immer klarer. Denn Fasten wirkt wie ein – heilsamer – Schock auf den Körper. Er stellt die Physiologie auf den Kopf und löst ganze Kaskaden von biochemischen Reaktionen aus. So werden etwa spezielle Reinigungsmechanismen angeregt: sozusagen die Müllabfuhr und das Recyclingsystem der Zellen. Oder: Fasten hemmt nachweislich Entzündungen und senkt hohen Blutdruck.»[4] Ja, es hilft schon, *einen* Fastentag einzulegen! Ich gebe es zu, ich hatte nicht immer nur diesen gesunden Aspekt im Auge, wenn ich eine Fastenkur startete. Bei mir war häufig genug der Auslöser, dass ich abnehmen und aus meiner Zuckersucht raus wollte. Euch sei gleich gesagt: Natürlich verliert man Gewicht, aber zum dauerhaften Abnehmen braucht es deutlich mehr. Dafür braucht es eine andere Einstellung zu Ernährung – und «Ersatz» für süße Leckereien, die meine Seele braucht. Dazu folgen noch mehr Details. Hier bleibe ich doch erst einmal beim Fasten. Entscheidend ist hierbei nämlich, dass der Körper so effektiv entgiftet wird. Und wie gut ihm das tut, wie sehr ihn das entlastet, das spürt man, es ist unglaublich …

Ich habe meine ersten beiden Fastenkuren in einem Hotel mit Gleich-

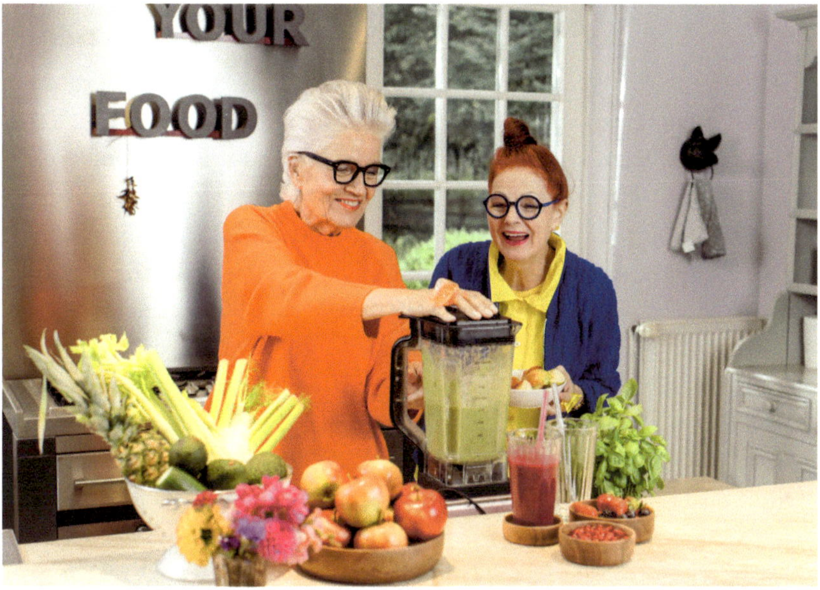
YOUR
FOOD

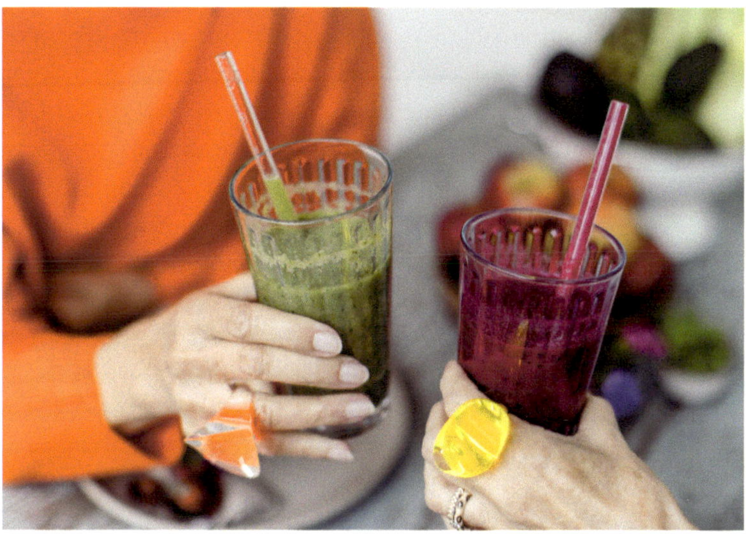

gesinnten gemacht (die erste aus Versehen, wie ihr nun wisst). Später konnte ich es auch zu Hause und war von den Socken, wie gerne ich dabei noch meine Familie bekocht habe. Hunger hat man tatsächlich nur die ersten ein oder zwei Tage. Danach setzt ein gewisses Hochgefühl ein.

Eine sehr bewusste Zeit ist das, bei der auch wohltuende Routinen wie «Leberwickel» eine wichtige Rolle spielen. Die Leber kriegt in unserem hektischen Alltag «ihr Fett weg», muss einiges ausbaden und ist unser tolles Entgiftungsinstrument. Wenn wir ihr mit einem Leberwickel nach dem Essen zu besserer Durchblutung verhelfen, sodass ihre Funktionen unterstützt werden, spüren wir sofort eine wohlige Entspanntheit. Du legst dich auf den Rücken, ein heißer, nasser Waschlappen liegt auf der rechten Seite deines Oberbauches – wo die Leber sich schon freut –, und dann hält eine heiße Wärmflasche alles schön warm. Du schlingst um dich, die Wärmflasche und den Waschlappen ein großes Badelaken, damit nichts verrutscht, deckst dich am besten noch mit einer kuscheligen Decke zu und gönnst dir 45 Minuten Pause.

Unfassbar ist auch die Zeit danach. Okay, erst mal vorsichtiges Fastenbrechen, so nennt man die ersten Tage danach, damit sich der Darm wieder an feste Nahrung gewöhnt. Aber was umwerfend ist, ist, wie jubelnd die Geschmacksnerven auf alles reagieren. Plötzlich schmeckt man die Zwischentöne wieder. Dr. Rüdiger Dahlke hat viel zu sagen zum Thema Fasten und zu seiner Heilwirkung. Nicht nur in seinen Büchern, auch auf YouTube findet man viele seiner überzeugenden Weisheiten.[5]

SAFTKUREN

Es gibt im Netz viele Angebote für Säfte, die zwecks Kur direkt zu dir nach Hause geliefert werden – oder du machst dir deine Smoothies aus frischem Gemüse, Kräutern und / oder Obst selbst. Generell gilt: Flüssige Nahrung, die durch den Mixer gegangen ist und keine tierischen Erzeugnisse enthält, entlastet die Verdauungsorgane sehr. Es darf also auch eine Gemüse-Suppenkur sein, wenn dir Herzhaftes lieber ist. Rezepte gibt es viele im Netz. Und ich hab im Kapitel «Gretas Lieblings-Wohlfühlgerichte» auch noch eines für dich parat.

BADEN

Lustvoll entgiften geht ganz wunderbar in der Badewanne, wenn du dem Badewasser 50 bis 100 Gramm Natron zufügst. Ja, das alte Hausmittel. Jetzt beginnt «Zeit für dich» mit einem Buch oder einem Film auf dem Laptop (ich platziere immer einen Hocker vor der Badewanne, das klappt wunderbar). Mach es dir gemütlich, denn die Entgiftung braucht Zeit. Genüssliche eineinhalb Stunden dürfen es gerne sein. Ab und zu heißes Wasser nachlaufen lassen. Das Ganze steigern kannst du mit einem Detox-Tee – entweder als fertige Mischung oder als Birken-, Brennnessel- oder Pfefferminztee. Diese Tees lösen die Schlacken, sodass sie ausgeschieden werden können. Danach steigst du wie Aphrodite aus dem Wasser. Unfassbar weiche Haut wird dir zeigen, was du alles ausgeschieden hast.

TRINKEN

Es leuchtet dir sicherlich ein, dass wir generell viel trinken müssen, damit wir Schlacken ausscheiden können. Das sollten natürlich Getränke sein, die überhaupt etwas transportieren können. Wasser ohne Kohlensäure ist dafür ideal. Im Ayurveda lernte ich, wie köstlich heißes Wasser schmeckt. Wasser mit etwas Zitronensaft (basisch) kann dich vielleicht eher dazu verführen, wenn dir Wasser zu schal ist. Aber auch Tees – wie oben schon beschrieben – dürfen sein. Mir hilft immer die Vorstellung, wie meine Körperzellen in die Hände klatschen und mir Energie schicken, dann fällt es mir leichter, etwas zu tun, was am Anfang keinen großen Reiz für mich hat.

Ich habe zum Thema Trinken ein paar Tricks, um meinen Körper auch wirklich ausreichend mit Flüssigkeit zu versorgen. Ich koche mir

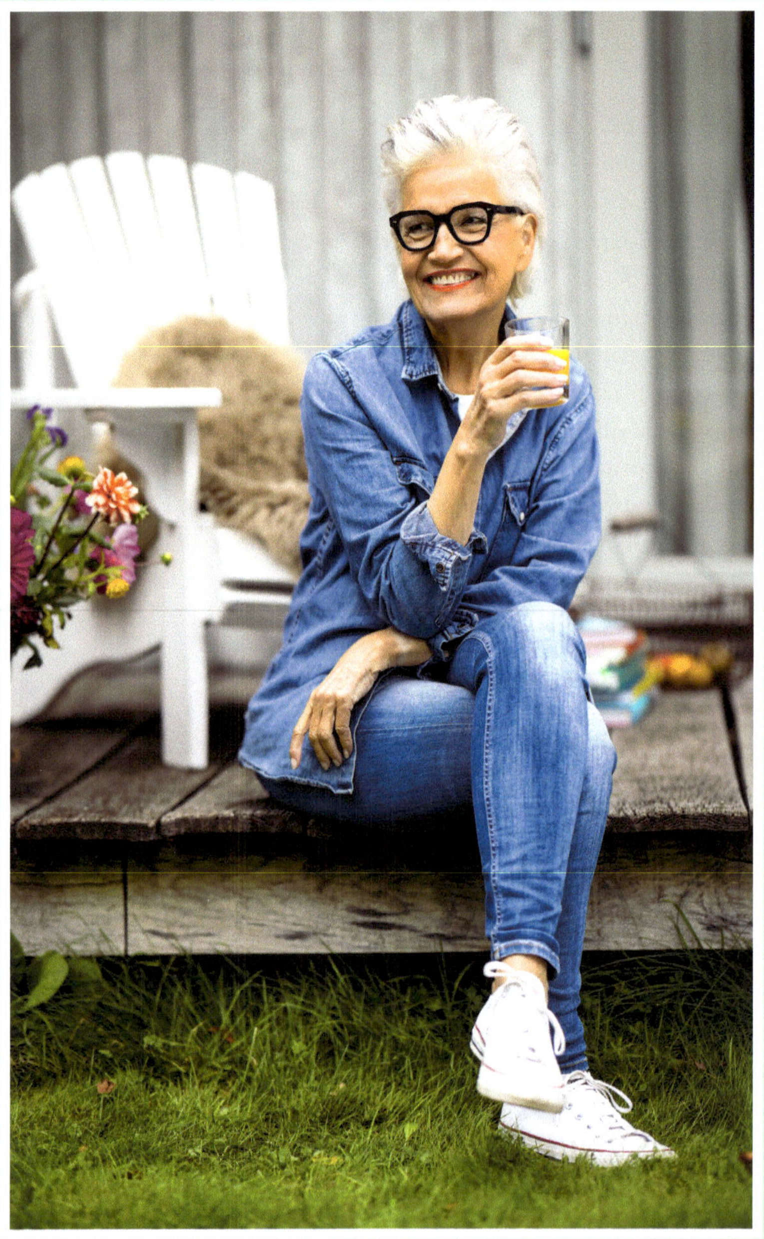

morgens sofort nach dem Aufstehen eine 1,7-Liter-Kanne grünen Tee. Achtung: Nicht länger als zwei Minuten ziehen lassen, damit er nicht bitter wird. Diese Kanne soll bis zum Mittagessen leer sein. Zum Mittagessen trinke ich nicht, das habe ich auch vom Ayurveda gelernt, da sonst die Magensäfte verdünnt werden und so die Verdauung erschweren.

Meine Teepötte fassen einen halben Liter. Nachmittags steht ein Wasserkrug mit einem Liter Wasser bereit. Ich habe – wie so viele Frauen – kein oder selten ein Durstgefühl. Also muss alles schon «im Wege» stehen, damit ich dran denke. Das gelingt mir zu Hause viel besser als unterwegs. Ich darf also da auch noch lernen ...

Nach dem Essen trinke ich manchmal eine schwache Brühe – ein Bekannter von mir nannte es mal «Plörre», weil sie so dünn ist. Es ist eine körnige vegane Gemüsebrühe. Hier passe ich auf, dass ich nicht auf diesem Wege zu viel Salz zu mir nehme. Da schwemme ich auf, denn Salz bindet Wasser im Körper. Wir wissen, dass reines Wasser trinken Wasser ausschwemmen kann. Wie köstlich Wasser schmecken kann, lernte ich im Ayurveda.

AYURVEDA

Meine erste Ayurvedakur machte ich auf Sri Lanka. Von dort und aus Indien kommt diese Heilkur. Ich habe sie viele Jahre dort im Land genossen und kam wie neugeboren zurück. Nur politische Unruhen und der lange Flug haben mich dafür nach Deutschland verschlagen. Auch hier gönne ich mir ab und an so einen Jungbrunnen. Ayurveda kann ja ganz viel und heißt in der Übersetzung: das Wissen vom Leben. Ich selbst habe immer nur eine Panchakarma-Kur gemacht.

Die Panchakarma-Kur ist eine reine Entgiftungskur. Sicherlich bekannt ist hier die vierhändige Synchronmassage. Da werden über die Haut mit Öl Giftstoffe «rausgeknetet». Wenn man das Öl hinterher in der «Auffangwanne» unter der Liege sieht, ahnt man, was da alles passiert ist. Auch der Stirnguss – um den Geist zu beruhigen – taucht auf vielen Fotos auf.

Ebenfalls dazu gehört eine völlige Darmentleerung. Eine Panchakarma-Kur bedeutet für mich, alles einmal auf null zu stellen. Man wird während der gesamten Kur von einem Arzt begleitet, der nach der ersten Untersuchung das Programm individuell zusammenstellt. Er erkennt und legt fest, welche Anwendungen meinem Körper guttun. Beim großen Buffet wird die Auswahl der Speisen anhand des Kärtchens zur Körpersituation getroffen, die der Arzt bei der Untersuchung ausgegeben hat.

Bei meiner ersten Ayurvedakur auf Sri Lanka lernte ich von dem behandelnden Arzt, welche «Naturmittel» meinem Körper helfen, sich von alten Schlacken zu trennen, Schwachstellen zu stärken und wieder in Balance zu kommen. «Die Menschen sind hier so arm, dass sie sich keine teure westliche Medizin leisten können, daher ist hier jeder damit vertraut, wie eine ausgewogene Ernährung mit viel Gemüse und Kräuter sie wieder in Balance bringen», erklärte mir der Arzt.

Viel trinken und schlafen sind selbstverständlicher Bestandteil der Kur. Ich bin immer wieder erstaunt, wie schnell man mich bei einer solchen Kur aus dem Alltag katapultiert und mich in eine schwere, müde, loslassende Geist- und Körperverfassung bringt. Dieser Teelöffel voll Ghee, dem warmen Butterfett, mag da auch zu beitragen. Es gibt einige Schlacken im Körper, die nur fettlöslich sind, die holt sich das Ghee. Ich mache Ghee seit Jahren zu Hause selbst und koche gerne damit. Man lässt Butter auf dem Herd schmelzen, kurz aufsprudeln und schöpft das gerinnende Eiweiß ab. Achtung, die Butter kann schnell zu braun werden! Dann gieße ich dieses Butterschmalz, wie man Ghee auch nennt, über einem Küchensieb ab, in das ich ein Haushaltstuch gelegt habe. Da bleibt das restliche Eiweiß hängen, und das reine Ghee fange ich in einem Glas oder einer Bowl auf. Ghee ist monatelang haltbar, es hat einen hohen Rauchpunkt – über 200 Grad – und ist daher gesünder zum Braten als manches Öl. Außerdem spricht man ihm zu, entzündungshemmend zu sein.

Es gehört noch sehr viel mehr zu so einer Kur – bis hin zu Yoga und leichten sportlichen Aktivitäten –, aber das ist auch von Anbieter zu Anbieter unterschiedlich (in den Anmerkungen findest du auch einen Link zu einem meiner YouTube-Videos, in dem ich über meine Erfahrungen mit Ayurvedakuren spreche und Tipps gebe).[6] Ja, ich muss auch sparen für so eine Kur – aber es hat sich für mich immer gelohnt. Ich bin es mir wert, in meinen Körper zu investieren. Dass ich dabei ganz nebenbei auch abgenommen habe, war ein idealer Nebeneffekt – und das bei vorzüglichem Essen.

Was steht jetzt auf deinem Wunschzettel? Schreib auf, womit du anfangen kannst. Sind es die Tees oder eine Wochenend-Detox-Kur? Schau mal, was dein Weg sein könnte. Wenn du ihn dir notierst, steigt die Chance, dass du ihn auch umsetzt.

2.3 Gretas Gewohnheiten und Helferlein für eine gesunde Ernährung

Du hast viel darüber gelesen, warum Ernährung so wichtig ist. Um gesund zu sein. Um dich selbst zum Leuchten zu bringen. Jetzt soll der Neustart gelingen. Wichtigster Rat: Sei gnädig mit dir selbst. Natürlich darfst du scheitern – aber dann trotzdem weitermachen, das alleine ist jetzt die nötige Entscheidung. Ich habe für dich all mein persönliches Wissen zusammengefasst, das dir hoffentlich dabei hilft, ab jetzt mehr Gutes zu essen.

Zunächst noch ein paar Erkenntnisse, die ich mit dir teilen will, die unmittelbar zu einem Ergebnis in meinem Alltag geführt haben – unter anderem zu einigen wunderbaren Gewohnheiten:

- Die Schlagworte freie Radikale und Antioxidantien sind dir sicherlich schon begegnet.
  Bio-Lebensmittel enthalten zu einem sehr hohen Anteil mehr Antioxidantien als übliche Ware. Freie Radikale hingegen stehen bei der Hautalterung sehr weit oben auf der Verursacherliste. Wir bekommen sie überall frei Haus geliefert. Die Luft, die wir einatmen, Nahrung, Umweltbelastung, Rauchen, zu viel direkte Sonne. «Antioxidantien bieten Schutz gegen sogenannte ‹freie Radikale›. Diese freien Radikale werden zum einen vom Körper selbst während verschiedener Stoffwechselprozesse gebildet, zum anderen entstehen sie durch schädliche äußere Einflüsse wie Zigarettenrauch, Umweltgifte oder UV-Strahlung der Sonne. Gibt es zu viele freie Radikale in unserem Körper, entsteht sogenannter ‹oxidativer Stress›. Dieser soll Krankheiten wie Arteriosklerose, Herz-Kreislauferkrankungen, Arthritis und Krebserkrankungen mitverursachen und zudem die Haut schneller altern lassen.»[7]
  Eine Studie der Berliner Charité[8] hat ergeben, dass schon eine gesunde Mahlzeit die Menge an Antioxidantien ansteigen lässt. Besonders wirksam sind: Gemüse (vor allem *grünes* Blattgemüse – von Mangold über

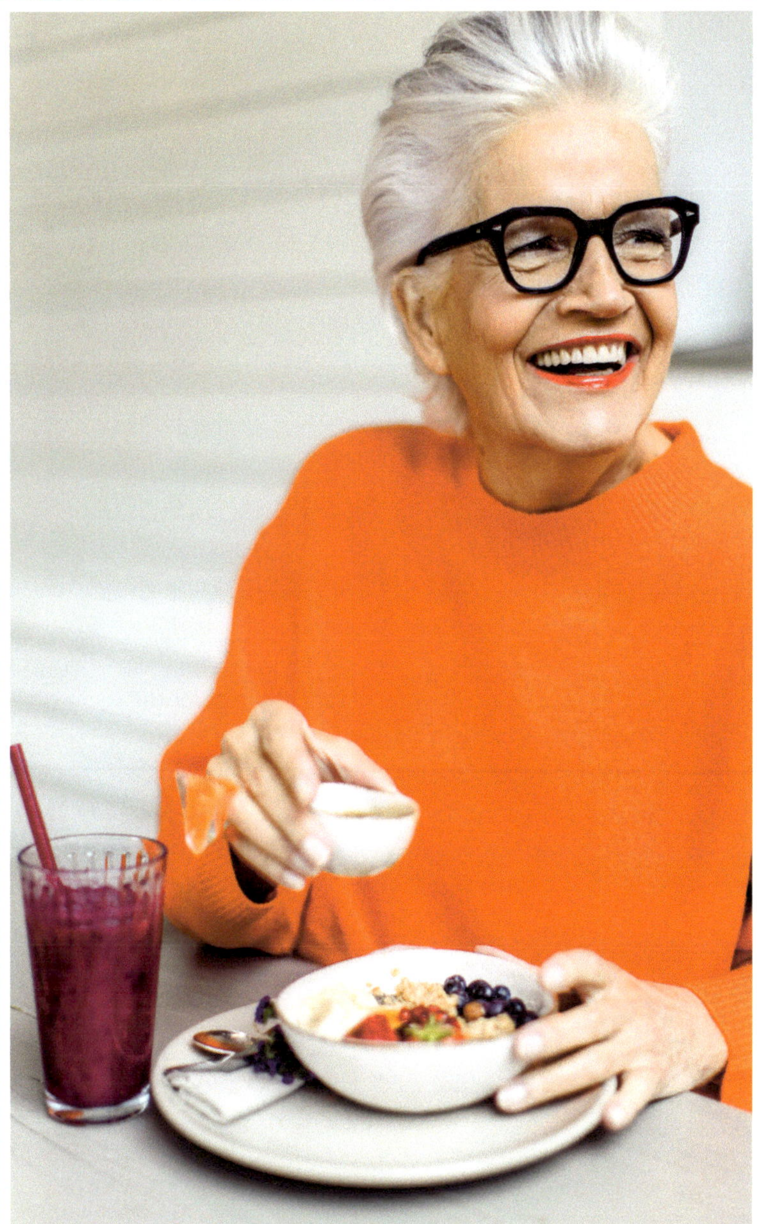

Ein gesunder Lebensstil
braucht Vorbereitung.
Und barmherziges Essen
für die Seele, eine Umarmung
von innen.

Grün- und andere Kohlsorten bis hin zu Spinat), Salate, Kräuter, Obst (Spitzenreiter: Blaubeeren, Brombeeren, Himbeeren; je intensiver die Farbe, umso größer der Schutz gegen Entzündungen), Sprossen, Nüsse und Samen mit natürlichen Ölen und Fetten.

- Inflamm-Aging beschreibt den Vorgang, dass das Immunsystem im Verlauf seines normalen Alterungsprozesses immer mehr entzündungsfördernde Botenstoffe freisetzt.
  Der italienische Immunologe Claudio Franceschi prägte diesen Begriff. «Die Balance zwischen den verschiedenen Zelltypen des Immunsystems verändert sich mit zunehmendem Alter», erläutert Prof. Dr. med. Cornel C. Sieber, Vorsitzender der DGIM 2017/2018, Chefarzt der Klinik für Allgemeine Innere Medizin und Geriatrie am Krankenhaus Barmherzige Brüder Regensburg und Direktor am Institut für Biomedizin des Alterns, Universität Erlangen-Nürnberg.[9] Weizen, Zucker, Alkohol stehen nicht nur beim Säure-Basen-Ausgleich auf der Abschussliste – auch hier sind sie nicht wohlgelitten.

- Zu meinen Gewohnheiten gehört morgens auf nüchternen Magen ein Esslöffel Leinöl. Es ist bekannt für seine Omega-3-Fettsäuren. Auch sie können Entzündungen hemmen, den Blutdruck und die Blutfette regulieren und somit Herzinfarkten, Schlaganfällen und Thrombosen vorbeugen.

- Bei der Zubereitung meines Frühstücks gehört folgender Ablauf ins Programm: In die Bowl, wo später das Obst reingeschnippelt wird, stelle ich einen Eierbecher. Da hinein reibe ich Muskatnuss, zwei Messerspitzen heißt es. Dazu dann ebenfalls zwei Messerspitzen Kurkuma, Cumin (Kreuzkümmel) und Koriander. Dieses Vierergespann heißt im Netz auch die «Gelenksgewürzmischung», da unschlagbar entzündungshemmend. Dazu kommt dann warme Hafermilch, alles verrühren – so trinke ich tagtäglich einen unglaublich gesunden Cocktail.

- Zitrusfrüchte stärken das Immunsystem. Ich presse mir gerne eine Zitrone in warmes Wasser.

- Mandeln und Nüsse sind meine Zwischendurch-Verführer: Sie enthalten reichlich Vitamin E und Folsäure. Paranüsse sind die einzige verlässliche pflanzliche Selenquelle, außerdem sind reichlich Antioxidantien enthalten. Die Leidenschaft für Walnüsse brachte ich aus Griechenland mit: Joghurt mit Walnüssen und Honig – köstlich. Außerdem enthalten Walnüsse die perfekte Kombination aus Omega-3- und Omega-6-Fettsäuren und schützen die Blutgefäße vor Entzündungen.

- Aber auch unsere Hormone haben ein Wörtchen mitzureden bei unserem inneren und äußeren Alter und springen ebenfalls auf Ernährung an. Grünes Blattgemüse, Brokkoli, meine geliebten Cashewkerne (ich werde nervös, wenn ich keine im Haus habe), Nüsse, Spargel, Karot-

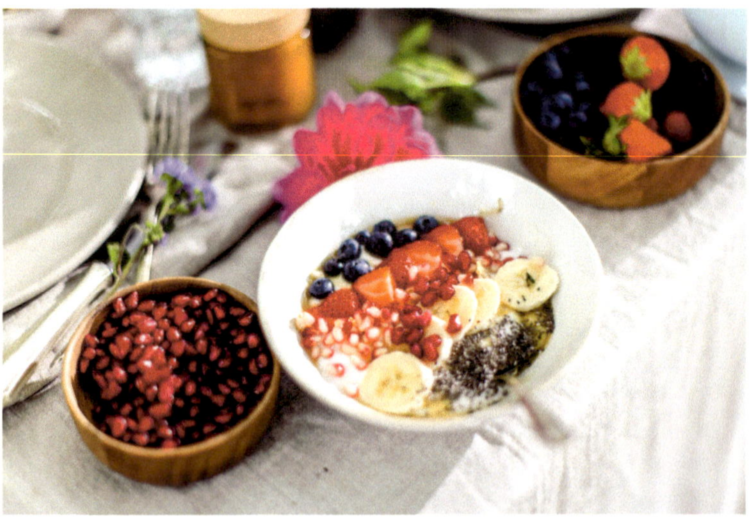

ten, Papayas, Meeresalgen, Erbsen und Bohnen helfen der Schilddrüse, die ja einige unserer Hormone unter Kontrolle hat – die Palette der Sexualhormone genauso wie die, die uns durch die Wechseljahre bringen.
Melatonin wird in der Zirbeldrüse gebildet und gilt als heimliche Wunderwaffe gegen das Altern der Haut. Klar gehört eine ausreichende Portion Schlaf dazu – aber auch unsere Ernährung lässt die Hand nicht vom Steuer. Quinoa, Amaranth, Hirse, Hafer (das ist in Flocken oder gepufft übrigens alles morgens in meinem Müsli; dazu später mehr), Walnüsse, Cashewkerne, Nüsse unterstützen fleißig mit.

- Unser Blutzuckerspiegel tanzt nach dem Takt unserer Nahrung. Nach Zucker und Weißmehl sackt bei mir alles runter. Zwischen den Mahlzeiten drei bis vier Stunden Pause einzuhalten und nicht zu essen, entlastet den Körper sehr.

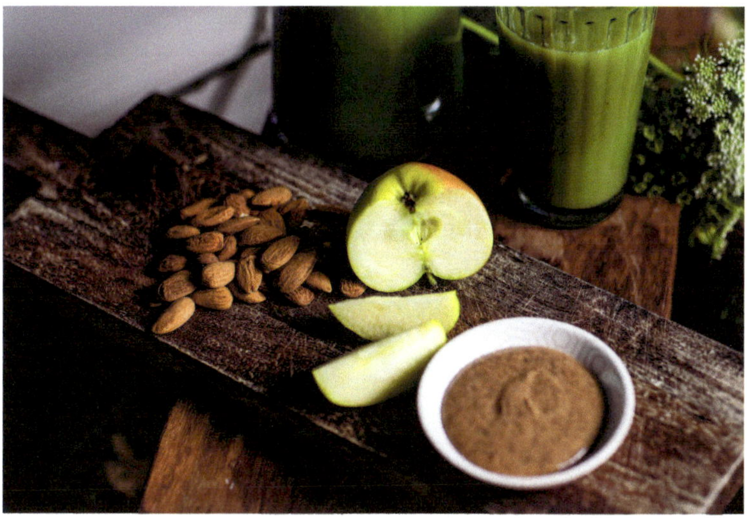

- Manchmal stellt sich mein Körper auch an. Reagiert wie eine Diva. Ich trank tatsächlich nur zwei oder drei – na gut, wenn's hoch kam auch vier – Cappuccini am Tag. Und davon wurde mein Körper süchtig. Wo gibt's denn so was? Am ersten Tag meiner Ayurvedakur hatte ich rasende Kopfschmerzen, die ich sonst nicht kannte. Der Arzt erkannte sofort: Das ist der Koffeinentzug. Ich war noch nicht ganz überzeugt, dass das wirklich die alleinige Ursache sein sollte, hörte bei meiner nächsten Ayurvedakur schon drei Tage vorher zu Hause mit dem Cappuccino auf, weil ich mir die ersten Tage nicht wieder mit Kopfschmerzen verderben wollte. Ich hatte solche Kopfschmerzen, dass ich mich übergeben musste und glaubte, meine Schädeldecke fliege hinterher. Da wurde auch mir klar – mein Körper kann offenbar mit Koffein nicht umgehen, wenn er so heftig auf den Entzug reagiert. Das war der letzte Tag, an dem ich Kaffee getrunken habe. Heute mag ich ihn noch nicht einmal mehr riechen. Als Ersatz gibt es seither gemütliche Tees mit Zimt und anderen Gewürzen. Das war auch hier der

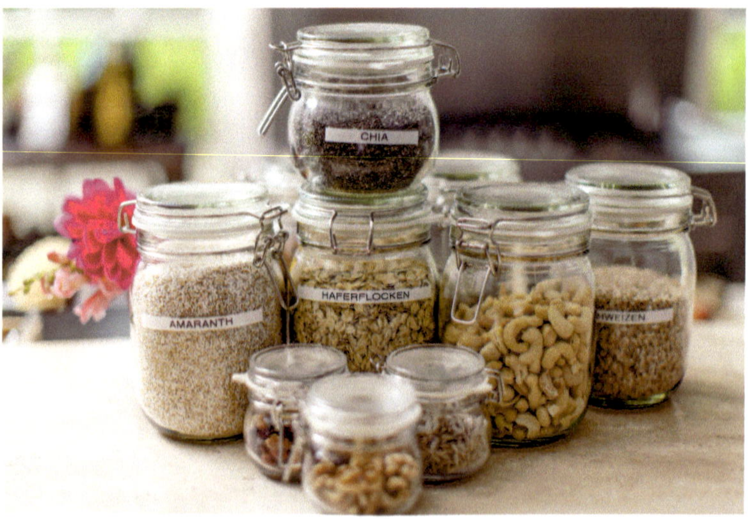

Trick – sich einen Ersatz suchen, der ähnlich glücklich macht. Und dir möchte ich mit diesem Beispiel einfach gern auf den Weg geben: Schenke auch dem Aufmerksamkeit, auf das du vermeintlich nicht verzichten kannst, weil dein Körper dann reagiert. Das ist meist ein Zeichen dafür, dass du erst recht und schleunigst verzichten solltest.

Völlig klar: Manchmal muss die Pizza sein, aber gute Energie bringt sie meistens nur kurzfristig. Mich zieht dieses Essen energetisch sehr runter, daher habe ich mir auf meinen Speiseplan Lebensmittel gesetzt, die lange eine gute Energie geben.

Welche Lebensmittel sollen jetzt häufiger auf deinem Einkaufszettel stehen? Was entspricht deinen Vorlieben? Die Auswahl ist groß. Schreib doch hier einmal fünf auf, auf die du direkt Lust bekommen hast.

1.
2.
3.
4.
5.

Und versprich mir eines: Wenn du mal so kräftig danebenhaust – genieße es. Denn etwas mit schlechtem Gewissen zu essen, ist doppelt schade. Also wenn Pizza, Chips oder Schokolade, dann mit einem kräftigen Grinsen im Gesicht.

Ein gesunder Lebensstil braucht Vorbereitung. Und barmherziges Essen für die Seele, eine Umarmung von innen – man freut sich wie ein Schnitzel, wenn man unterwegs ist und ein Glas Müsli in der Hand hat

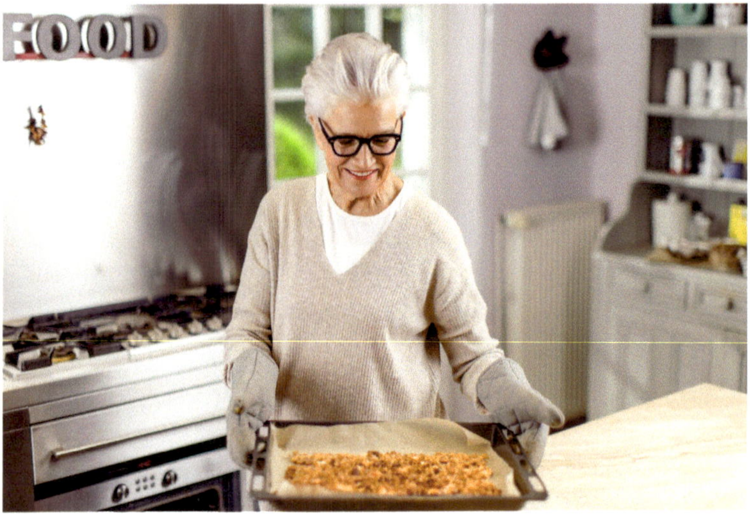

statt eines pappigen belegten Brötchens. Aber Vorbereitung ist auch alles für den Alltag zu Hause. Da erwischt einen der Heißhunger auf Süßes ja oft am heftigsten. Gleich leckere, gesunde Alternativen zur Hand zu haben, vorrätig (!), ist Gold wert. Ganz freimütig verrate ich dir an dieser Stelle auch noch, dass ich meine Handtasche grundsätzlich mit selbst gemachten Müsliriegeln und Mandeln ausstatte (und mich wie ein Eichhörnchen freue, wenn ich die, halb verhungert, in meiner Tasche finde). Eine gute Idee ist es auch, die Woche und den Tag im Voraus zu planen, auf jeden Fall aber vor Reisen.

Damit du noch besser gewappnet bist, kommt hier meine Liste mit den besten Lebensmitteln für unterwegs und auch für den gesunden «süßen Zahn»:

Sei gnädig mit dir selbst.

GRETAS TASCHEN- UND SÜSSHUNGER-TIPPS

- Cashewnüsse / -mus
- Mandeln / Mandelmus
- Schokocreme («gesundes Nutella»: Cashewmus mit etwas Rohkakao mischen – Achtung, Kakao macht wach –, falls Masse zu fest, mit etwas Kokosöl geschmeidig rühren und einen Hauch Agavensirup oder Ahornsirup dazugeben)
- Kakaobohnen
- Kakao mit Cashewmus, Rohkakao und Hafermilch
- Obst-Smoothies
- selbst gemachte Müsliriegel (zum Beispiel Aprikosenschnitten)
- glutenfreies Brot
- Pesto mit Pinienkernen und Sonnenblumenkernen
- Hummus

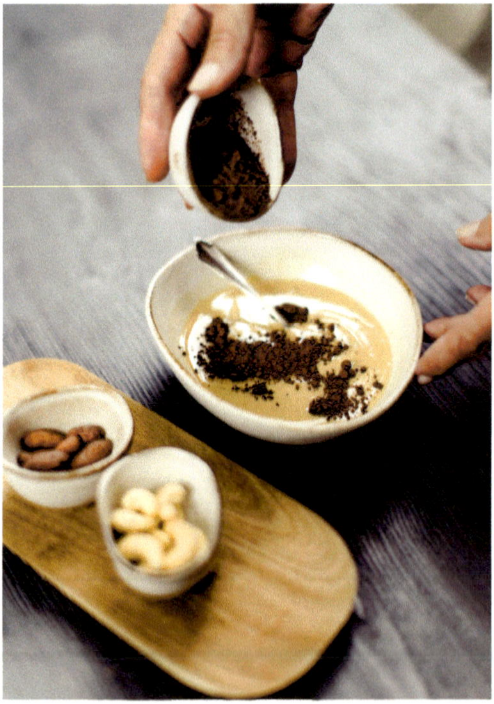

- Energiekugeln mit Bourbonvanille
- Tamari-Nüsse bzw. salzige Nüsse
- geröstetes Müsli (einfach kurz das Getreide der Wahl in die Pfanne geben bei mittlerer Hitze)
- Overnight-Oats (Müsli, das über Nacht zieht, zum Beispiel Chia-Samen, Haferflocken)
- Apfelspalten oder Bananenstücke mit Mandelmus
- Bratapfel aus dem Ofen
- zerdrückte Banane mit Mandelmus oder Cashewmus
- gebratene Banane in Kokosöl mit einem Hauch Agavensirup
- Medjoul-Datteln oder Apfelschnitze, getaucht in Cashewmus mit Bourbonvanille
- Süßkartoffel-Wedges mit Guacamole
- Chicorée-Walnüsse-Apfelsinen-Salat mit Kokosjoghurt
- Möhren-Apfel-Salat mit Kokosjoghurt und Honig

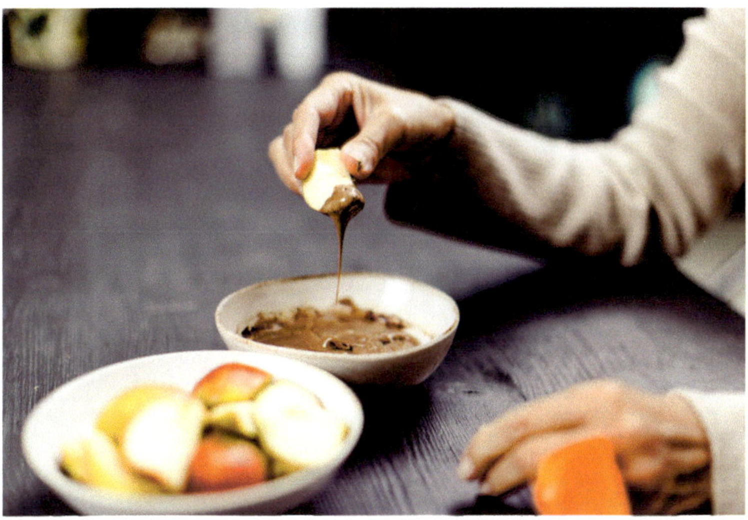

ZUTATEN, DIE ICH IMMER ZU HAUSE HABE

Alles in Bio-Qualität:

- Haferflocken
- Hirseflocken
- gepopptes Amaranth
- Mandeln
- Cashewnüsse
- Cashewmus
- Sonnenblumenkerne
- Rohkakao
- Kokosblütenzucker
- Medjoul-Datteln
- Kichererbsen
- Vollkornreis
- Linsen-Nudeln
- gutes Olivenöl
- Kokosöl
- Süßkartoffeln
- weißes Tahinmus
- Tamari (Sojasoße, glutenfrei, auf Basis von braunem Reis)

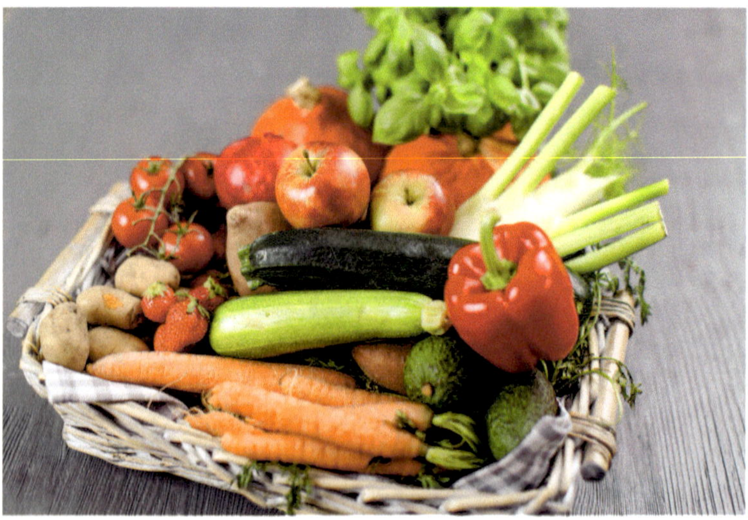

GRETAS 50 GESUNDE WUNDERWAFFEN

Du kennst ja meinen Spruch «Gelassenheit ist besser als Botox», aber ich muss ihn vielleicht ausweiten auf: «Brokkoli und Co sind besser als Botox.» Es gibt wahre Wunderwaffen unter den Lebensmitteln, die uns gesund machen, die uns schön machen. Einige davon habe ich hier schon erwähnt, aber ich will dir meine 50 gesunden Schönheits-Favoriten noch einmal vollständig vorstellen. Ist das nicht unglaublich, was die alles können?

Lebensmittel	**Enthält (besonders) reichlich:**	**Ist gut für / wirkt auf:**
Algensalat (Wakame, *Undaria pinnatifida*)	Proteine, Omega-3-Fettsäuren, Vitamine, Mineralstoffe, Spurenelemente, insbes. Iod (Vorsicht bei Schilddrüsenfunktionsstörungen). + kalorienarm	Haut, Knochen, Nerven, Immunsystem, Stoffwechsel. Kurbelt die Fettverbrennung an.
Amaranth	Proteine, darunter essenzielle Aminosäuren, Mineralstoffe, Ballaststoffe. + glutenfrei	Muskeln, Knochen, Blut, Haut (auch Wundheilung), Haare. Wirkt cholesterinsenkend und entzündungshemmend.
Apfel	Mineralstoffe, Vitamine, sekundäre Pflanzenstoffe, darunter Polyphenole, Ballaststoffe, darunter Pektine. + kalorienarm	Augen, Haut (auch Wundheilung), Haare, Knochen, Zähne, Nerven, Blutdruck, Herzfunktion, Blutbildung und Blutgerinnung, Immunsystem. Wirkt antioxidativ, cholesterinsenkend, entzündungshemmend, krebsvorbeugend, präbiotisch.
Avocado	ungesättigte Fettsäuren, darunter Omega-3 und Omega-6, Mineralstoffe, Vitamine, darunter B_6 = Pyridoxin, sekundäre Pflanzenstoffe. + zuckerarm	Augen (Makula), Knochen, Zähne, Nerven, Haut, Immunsystem. Wirkt antioxidativ.

Lebensmittel	Enthält (besonders) reichlich:	Ist gut für / wirkt auf:
Basilikum	Vitamine, darunter Vitamin A und Vitamin C, sekundäre Pflanzenstoffe, darunter ätherische Öle wie Estragol und Eugenol, Gerbstoffe, Flavonoide. + kalorienarmes Gewürz und Salzersatz	Herz und Blutgefäße, Immunsystem. Wirkt antioxidativ, entzündungshemmend, krebsvorbeugend.
Blaubeeren / Heidelbeeren	Vitamin C, sekundäre Pflanzenstoffe, darunter Anthocyane, Pektine, Ursolsäure, Chlorogensäure, Gerbstoffe. + kalorienarm	Herz, Darm, Immunsystem. Wirkt antioxidativ, entzündungshemmend, gefäßschützend, cholesterinsenkend, krebsvorbeugend.
Bohnen	Proteine, Vitamine, Mineralstoffe, sekundäre Pflanzenstoffe, darunter Alkaloide, Saponine, Isoflavone. + proteinreich, fettarm	Muskeln, Knochen, Haut und Haare, Blut, Nerven, Herz und Kreislauf. Wirken (je nach Sorte mehr oder weniger) antibakteriell, cholesterinsenkend, krebsvorbeugend.
Brokkoli	Vitamine, Mineralstoffe, sekundäre Pflanzenstoffe und Ballaststoffe. + kalorienarm	Knochen, Zähne, Nerven, Haut (auch Wundheilung) und Haare, Muskeln, Stoffwechsel, Immunsystem. Wirkt antioxidativ, entzündungshemmend, cholesterin- und blutzuckerspiegelsenkend und womöglich krebsvorbeugend.
Brunnenkresse	Vitamine, Mineralstoffe, Spurenelemente, sekundäre Pflanzenstoffe, darunter ätherische Öle. + kalorienarmes Gewürz und Salzersatz	Blutbildung, Nerven, Immunsystem, Stoffwechsel und Verdauung. Wirkt antibiotisch, antibakteriell, entzündungshemmend und womöglich krebsvorbeugend.

Lebensmittel	Enthält (besonders) reichlich:	Ist gut für / wirkt auf:
Buchweizen	Proteine, darunter essenzielle Aminosäuren, Vitamine, Mineralstoffe, sekundäre Pflanzenstoffe. + glutenfrei	Muskeln, Kochen, Zähne, Haut, Haare, Nervensystem, Verdauungssystem, Immunsystem, Blutgefäße. Wirkt antioxidativ, entzündungshemmend, blutzuckerspiegelsenkend, blutdrucksenkend.
Cashewmus, Mandelmus	Proteine, darunter essenzielle Aminosäuren wie Tryptophan (Cashew), ungesättigte Fettsäuren, Vitamine, Mineralstoffe, Ballaststoffe (ungeschälte Mandeln). + cholesterinarmer Butterersatz bzw. Brotaufstrich	Muskeln, Knochen, Zähne, Nerven, Herz. Wirkt cholesterinsenkend, antidepressiv (Cashew), schlaffördernd (Cashew).
Chicorée	Vitamine, Mineralstoffe, sekundäre Pflanzenstoffe, darunter der Bitterstoff Lactucopikrin, Ballaststoffe. + kalorienarm	Nerven, Blutbildung, Blutdruck, Stoffwechsel und Verdauung, Immunsystem. Wirkt antioxidativ, blutzuckerregulierend, regt Gallenblase und Bauchspeicheldrüse an, stärkt die Darmflora.
Eier	Proteine, alle essenziellen Aminosäuren, gesättigte und ungesättigte Fettsäuren, Vitamine, Mineralstoffe, Cholesterin nur bei bereits erhöhtem Spiegel problematisch. + proteinreich, kalorienarm	Augen, Haut, Haare, Knochen, Nerven, Muskeln, Stoffwechsel. Halten lange satt und helfen beim Abnehmen, erhalten die Elastizität des Auges, kurbeln den Stoffwechsel an.
Fenchel	Vitamine, Mineralstoffe, sekundäre Pflanzenstoffe, darunter ätherische Öle wie Anethol und Fenchon. + kalorienarm	Magen, Darm, Muskeln, Herz, Nerven, Immunsystem. Wirkt antioxidativ, entzündungshemmend, krebsvorbeugend, krampflösend, schleimlösend, immunstärkend.

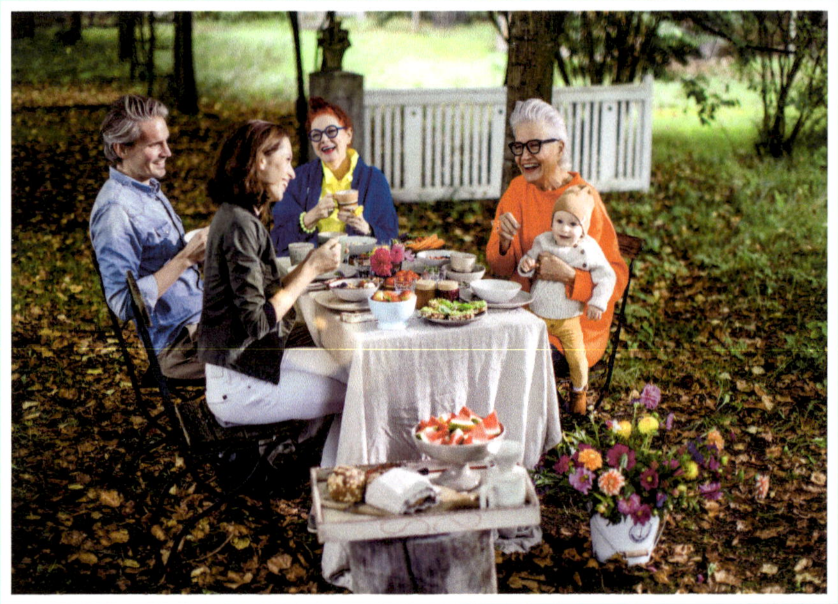

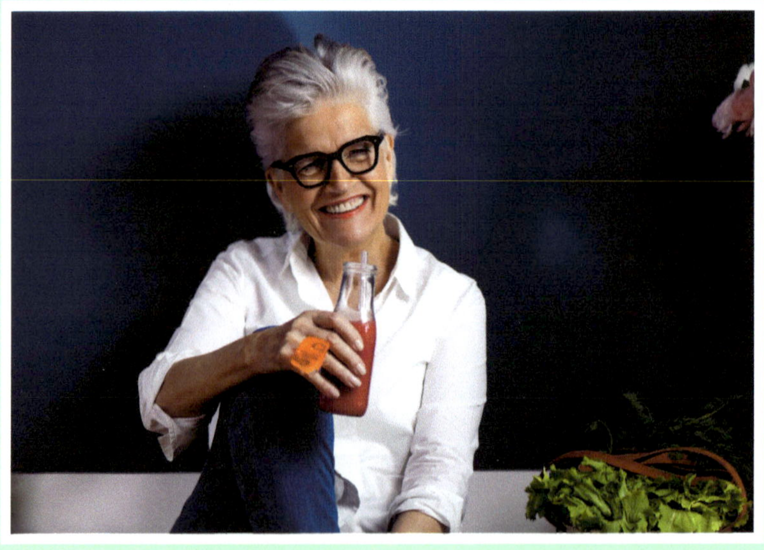

Lebensmittel	Enthält (besonders) reichlich:	Ist gut für / wirkt auf:
Forellen	Proteine, Omega-3-Fettsäuren, Vitamine, Mineralstoffe, Spurenelemente, insbes. Iod. + kalorienarm	Muskeln, Knochen, Zähne, Herz, Gehirn, Stoffwechsel, Immunsystem. Wirkt entzündungshemmend, beugt Arterienverkalkung und Demenz vor.
Gurke	Vitamine, Mineralstoffe, Ballaststoffe, sekundäre Pflanzenstoffe, darunter Polyphenole und Bitterstoffe. + kalorienarm, fettfrei	Augen, Knochen, Zähne, Haare, Haut, Gehirn, Nerven, Herz, Blutdruck. Wirkt antioxidativ, entzündungshemmend, krebsvorbeugend, blutzuckerregulierend, harnlösend und entwässernd.
Haferflocken	Proteine, ungesättigte Fettsäuren, Ballaststoffe, darunter Beta-Glucane. + proteinreich	Haut, Magen, Darm, Herz und Blutgefäße, Immunsystem. Wirken antioxidativ, entzündungshemmend, krebsvorbeugend, cholesterinsenkend, blutzuckerregulierend.
Haferdrink	ungesättige Fettsäuren, Ballaststoffe, darunter Beta-Glucane. + laktosefrei, cholesterinfrei, vegan	Wirkt cholesterinregulierend und hält lange satt.
Hanfsamen	Proteine, darunter essenzielle Aminosäuren, Omega-3- und Omega-6-Fettsäuren, Vitamine, Mineralstoffe. + ballaststoffreich	Muskeln, Herz, Gehirn, Verdauung, Stoffwechsel, Immunsystem. Wirken antioxidativ, antimikrobiell, entzündungshemmend, entkrampfend.
Hirse	Proteine, darunter essenzielle Aminosäuren, Vitamine, Mineralstoffe, Spurenelemente, insbes. Silicium, sekundäre Pflanzenstoffe, darunter Ballaststoffe. + glutenfrei	Augen, Haut, Haare, Knochen, Nägel, Muskeln, Blutbildung, Nerven, Immunsystem. Wirkt antioxidativ, hält lange satt.

Lebensmittel	Enthält (besonders) reichlich:	Ist gut für / wirkt auf:
Karotten / Möhren	Vitamine, Mineralstoffe, sekundäre Pflanzenstoffe, darunter Ballaststoffe und ätherische Öle. + kalorienarm	Augen, Knochen, Gelenke, Haut, Herz, Magen, Darm, Verdauung, Immunsystem. Wirken antioxidativ, antibakteriell, cholesterinsenkend, krebsvorbeugend.
Kartoffeln	Proteine, Vitamine, Mineralstoffe, sekundäre Pflanzenstoffe, darunter Ballaststoffe. + kalorien- und fettarm, glutenfrei	Herz, Magen, Darm, Verdauung Wirken antioxidativ, entzündungshemmend, krebsvorbeugend, blutzuckerregulierend, halten lange satt.
Kichererbsen (Hummus)*	Proteine, darunter essenzielle Aminosäuren, Vitamine, Mineralstoffe, sekundäre Pflanzenstoffe, darunter Ballaststoffe. + protein- und ballaststoffreich	Herz und Blutgefäße, Blutdruck, Darm und Verdauung. Wirken cholesterinsenkend, blutzuckerregulierend, krebsvorbeugend, halten lange satt.
Knoblauch	Vitamine, Mineralstoffe, sekundäre Pflanzenstoffe, darunter Sulfide und Saponine. + kalorien- und salzarmes Gewürz	Knochen, Blutbildung, Herz und Blutgefäße, Darm und Verdauung, Immunsystem. Wirkt antioxidativ, entzündungshemmend, antibakteriell, cholesterinsenkend, blutzuckerregulierend, krebsvorbeugend.
Kohlrabi	Vitamine, Mineralstoffe, sekundäre Pflanzenstoffe und Ballaststoffe. + fett- und kalorienarm	Muskeln, Haut, Haare, Knochen, Zähne, Nerven, Magen, Darm und Verdauung, Blutdruck, Stoffwechsel, Immunsystem. Wirkt antioxidativ, cholesterinsenkend, krebsvorbeugend, beruhigend.
Kokosjoghurt	Vitamine, Mineralstoffe, Ballaststoffe. + laktosefrei	Haut, Haare, Nägel, Knochen, Zähne, Nerven, Verdauung. Wirkt probiotisch.

* Die Angaben beziehen sich auf Kichererbsen, nicht auf Sesam.

Lebensmittel	Enthält (besonders) reichlich:	Ist gut für / wirkt auf:
Kresse (Keimlinge)	Vitamine, Mineralstoffe, Spurenelemente, sekundäre Pflanzenstoffe. + kalorien- und salzarmes Gewürz	Augen, Haut, Blutbildung, Herz und Blutgefäße, Gehirn, Harnwege, Immunsystem. Wirkt antibakteriell, antiviral, entzündungshemmend, blutzuckersenkend, entwässernd.
Kürbis / Kürbiskernöl	Vitamine, Mineralstoffe, Ballaststoffe. + kalorienarm	Augen, Muskeln, Knochen, Zähne, Herz, Darm und Verdauung. Wirkt antioxidativ, entzündungshemmend, cholesterinsenkend, hält lange satt.
Kurkuma	sekundäre Pflanzenstoffe, vor allem der Farbstoff Curcumin. + kalorienarmes und farbenfrohes Gewürz	Gelenke, Gehirn, Herz, Magen, Darm und Verdauung. Wirkt antioxidativ, entzündungshemmend, cholesterinsenkend, krebsvorbeugend.
Leinöl	essenzielle ungesättige Fettsäuren, darunter Omega-3- und Omega-6-Fettsäuren, Vitamine. + Turbo für die grauen Zellen	Herz und Blutgefäße, Gehirn, Blutdruck. Wirkt antibakteriell, entzündungshemmend, cholesterinsenkend, krebsvorbeugend.
Linsen	Proteine, Vitamine, Mineralstoffe, Ballaststoffe. + kalorien- und fettarm	Muskeln, Knochen, Haare, Nägel, Herz, Gehirn, Nerven, Darm und Verdauung, Immunsystem. Wirken antioxidativ, cholesterinsenkend, halten lange satt.
Mungobohnensprossen	Proteine, darunter essenzielle Aminsosäuren, Vitamine, Mineralstoffe, sekundäre Pflanzenstoffe + proteinreich, fettarm	Augen, Knochen, Zähne, Nerven, Immunsystem. Wirken antioxidativ.

Lebensmittel	Enthält (besonders) reichlich:	Ist gut für / wirkt auf:
Nüsse / Kerne: Walnüsse; Haselnüsse; Kürbiskerne; ungeschälte Mandeln; Sonnenblumenkerne	Proteine, ungesättigte Fettsäuren, darunter Omega-3-Fettsäuren (Walnüsse) und Omega-6-Fettsäuren (Sonnenblumenkerne), Vitamine, Mineralstoffe, sekundäre Pflanzenstoffe und Ballaststoffe. + proteinreich	Knochen, Zähne, Herz, Gehirn, Nerven, Blutdruck (Haselnüsse), Darm und Verdauung, Stoffwechsel (Mandeln), Immunsystem (Mandeln). Wirken antioxidativ, cholesterinsenkend, krebsvorbeugend.
Olivenöl	essenzielle ungesättigte Fettsäuren, Vitamine, sekundäre Pflanzenstoffe. + eignet sich auch für die äußerliche Anwendung	Haut, Haare, Herz und Blutgefäße, Blutdruck. Wirkt entzündungshemmend, cholesterinsenkend, krebsvorbeugend.
Paprika	Vitamine, Mineralstoffe, sekundäre Pflanzenstoffe und Ballaststoffe. + kalorienarm, fettarm	Augen, Herz und Blutgefäße, Blutbildung, Blutdruck, Verdauung, Immunsystem. Wirkt antioxidativ, entzündungshemmend.
Pilze: Kräuterseitling, Austernpilz	Proteine, Vitamine, Mineralstoffe, Ballaststoffe. + kalorienarm, fettarm	Herz (Austernpilz), Nerven, Darm. Wirken antioxidativ (Austernpilz), halten lange satt.
Radieschen	Vitamine, Mineralstoffe, sekundäre Pflanzenstoffe und Ballaststoffe. + kalorienarm, fettarm	Herz, Leber, Immunsystem. Wirken antioxidativ, antibakteriell, entzündungshemmend, blutzuckerregulierend, cholesterinsenkend, krebsvorbeugend.
Rote Bete	Vitamine, Mineralstoffe, sekundäre Pflanzenstoffe und Ballaststoffe. + kalorienarm, fettarm	Augen, Knochen, Leber, Darm und Verdauung, Herz und Blutgefäße, Blutbildung, Blutdruck, Stoffwechsel, Immunsystem. Wirkt antioxidativ, entzündungshemmend, krebsvorbeugend.

Lebensmittel	Enthält (besonders) reichlich:	Ist gut für / wirkt auf:
Rucola / Rauke	Vitamine, Mineralstoffe, sekundäre Pflanzenstoffe, darunter Bitterstoffe, und Ballaststoffe. + kalorienarm	Herz, Gehirn, Immunsystem. Wirkt antioxidativ, antibiotisch, entzündungshemmend, krebsvorbeugend.
Sellerie, Knolle und Stangen	Vitamine, Mineralstoffe, sekundäre Pflanzenstoffe, darunter ätherische Öle, und Ballaststoffe. + kalorienarm	Magen, Gehirn, Nerven, Blutdruck, Verdauung. Wirkt antioxidativ, antibakteriell, entzündungshemmend, blutzuckerregulierend.
Sesam, Tahini	Proteine, ungesättigte Fettsäuren, darunter Omega-3 und Omega-6, Mineralstoffe, Vitamine, Ballaststoffe. + proteinreich, ballaststoffreich	Zähne, Knochen, Gelenke, Herz, Blutdruck, Verdauung. Wirkt antioxidativ, cholesterinsenkend, krebsvorbeugend.
Spargel	Vitamine, Mineralstoffe, sekundäre Pflanzenstoffe und Ballaststoffe. + kalorienarm	Knochen, Haut, Haare, Muskeln, Nerven, Blutbildung, Darm, Harnwege, Stoffwechsel, Immunsystem. Wirkt antibakteriell, entwässernd, entzündungshemmend, krebsvorbeugend, hält lange satt.
Spinat	Vitamine, Mineralstoffe, sekundäre Pflanzenstoffe und Ballaststoffe. + kalorienarm, fettarm	Augen, Muskeln, Knochen, Herz, Blutbildung, Immunsystem. Wirkt antioxidativ, entzündungshemmend, krebsvorbeugend.
Süßkartoffeln	Vitamine, Mineralstoffe, sekundäre Pflanzenstoffe und Ballaststoffe. + fettarm	Augen, Haut, Herz, Verdauung, Immunsystem. Wirken antioxidativ, entzündungshemmend, blutzuckerregulierend, blutdrucksenkend, halten lange satt.
Tomaten	Vitamine, Mineralstoffe, sekundäre Pflanzenstoffe und Ballaststoffe. + kalorienarm	Haut, Herz, Blutgefäße, Blutbildung, Blutdruck, Immunsystem. Wirken antioxidativ, entzündungshemmend, krebsvorbeugend.

Lebensmittel	Enthält (besonders) reichlich:	Ist gut für / wirkt auf:
(Bourbon-) Vanille	Sekundäre Pflanzenstoffe, vor allem der Aromastoff Vanillin. + kalorienarmes Gewürz und Zuckerersatz	Wirkt entzündungshemmend und antibakteriell. Der Geruch wirkt beruhigend, hilft beim Einschlafen und gilt als aphrodisierend.
Wasser-melone	Vitamine, Mineralstoffe, sekundäre Pflanzenstoffe und Ballaststoffe. + kalorienarm, fettarm	Augen, Haut, Haare, Gehirn, Nerven, Herz und Blutgefäße, Blutdruck, Blutbildung, Immunsystem. Wirkt antioxidativ, entzündungshemmend, krebsvorbeugend.
(Ceylon-) Zimt*	sekundäre Pflanzenstoffe, darunter ätherische Öle und Aromastoffe. + kalorienarmes Gewürz und Zuckerersatz	Magen, Darm und Verdauung. Wirkt antioxidativ, antibakteriell, entzündungshemmend, cholesterinsenkend, blutzuckerregulierend.
Zucchini	Vitamine, Mineralstoffe, sekundäre Pflanzenstoffe und Ballaststoffe. + kalorienarm, fettarm	Augen, Knochen, Herz und Blutgefäße, Blutbildung, Stoffwechsel, Immunsystem. Wirken antioxidativ, enzündungshemmend, blutzuckerregulierend, krebsvorbeugend, halten lange satt.
Zwiebeln, roh	Vitamine, Mineralstoffe, sekundäre Pflanzenstoffe, darunter ätherische Öle. + kalorienarm, fettarm	Knochen, Nerven, Herz und Blutgefäße, Blutbildung, Darm und Verdauung, Immunsystem. Wirken antioxidativ, antibakteriell, entzündungshemmend, cholesterinsenkend, blutzuckerregulierend, krebsvorbeugend.

* Cassia-Zimt enthält Cumarin, das kann in größeren Mengen giftig sein.

Was sind deine fünf Lieblings-Energie-Lebensmittel?
Was musst du dafür immer als Vorrat im Hause haben?

1.

ZUTATEN: ______

2.

ZUTATEN: ______

3.

ZUTATEN: ______

4.

ZUTATEN: ______

5.

ZUTATEN: ______

Was passst in die Handtasche für unterwegs?
Schreibe drei deiner Notfall-Lebensmittel auf, zu denen du greifst, wenn du sofort etwas essen musst.

1.
2.
3.

Sortiere all die Lebensmittel, die du nicht mehr essen willst, aus und verschenke sie.

2.4 Emotionales Essen

Ein Thema müssen wir noch angehen: emotionales Essen. Das hindert uns oft am stärksten daran, gesundes Essverhalten zu etablieren. Mir ging es jahrelang so. Und es gab so viele vermeintlich gute Gründe, alle guten Vorsätze komplett über Bord zu werfen. Deshalb habe ich für dich versucht, ein paar Alternativen zu benennen - zu wenigstens *einigen* sehr geläufigen Ess-Anlässen, mit denen man sich so konfrontiert sieht. Was wäre ein Ersatz?, lautet die Frage. Und ich bitte dich: Mach dir auch eine eigene Liste, was für dich Alternativen wären. Aber vielleicht sind meine Gedanken immerhin schon eine Inspiration für dich.

Trost - Wenn wir uns wie das ärmste Kaninchen vom Feld fühlen ... Okay, wir wissen, wir müssen die Trauer erst einmal zulassen - sie gehört zu uns. Aber hier wollen wir schauen, was dich neben Schokolade und

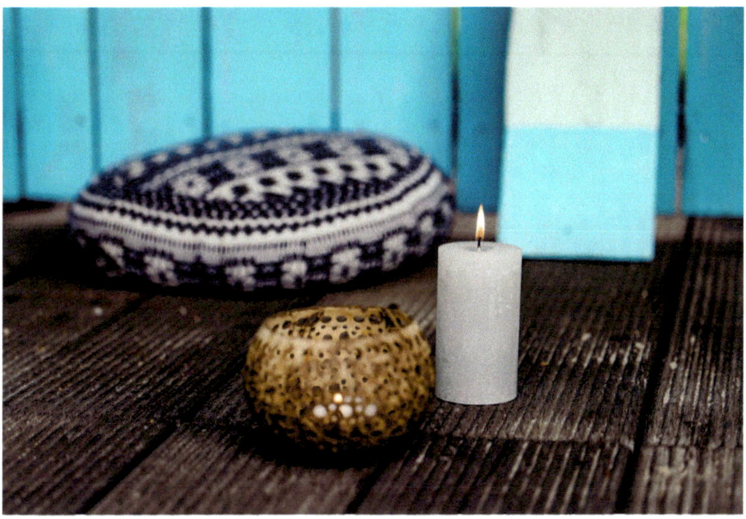

Tiramisu noch trösten könnte. Eine gemütliche Badewanne mit Tee, Kerzen und einem Buch. Bei mir ist es auch Musik hören – denn die Sängerinnen und Sänger waren oftmals die Einzigen, die meinen Seelenschmerz verstanden haben. Gönn dir einen Wellnesstag – was gehört für dich dazu?

Liebeskummer – Telefonat mit Freundin, Badewanne, sich selbst etwas schenken (ein gutes Buch), Theaterkarten buchen, «Jetzt erst recht»-Aktion finden, die sich vielleicht als zukünftiges Hobby entpuppt, anderen helfen, sich für andere eine Überraschung ausdenken und basteln, malen, Geschenke vorbereiten für Geburtstage, Weihnachten etc.

Feiern bei Erfolg – Ruf jemanden an, der sich mit dir freut, mach etwas Verrücktes, kaufe dir eine Kleinigkeit, die dich immer daran erinnert (nicht leichtsinnig werden!). Geselligkeit: sich statt zum Essen verabreden lieber zu einer gemeinsamen Aktivität – Fahrradtour zu einem schönen Ziel etwa –, gemeinsam eine Aktion vorbereiten, um jemandem eine Freude zu machen. Oder eine soziale Aktion planen, wie: gemeinsam einen Vormittag den Dorfteich, den Platz im Viertel oder einen Bachabschnitt von Müll befreien. Eine Tauschbörse für Bücher, Kinderklamotten, Gartengeräte einrichten – vielleicht einen privaten Flohmarkt organisieren, ein Straßenfest, ein Hinterhoffest.

Zur Belohnung/zum Sich-etwas-Gönnen – Mach eine Liste, wo du all das aufschreibst, wo du dich anerkannt und wertgeschätzt fühlst, wofür andere dir dankbar sind. Was davon kannst du selbst für dich tun? Und: Ist eine kleine Auszeit vielleicht eine gute Idee? Oder gönnst du dir etwas Neues für dein Hobby? Vielleicht möchtest du deine Wohnung umstellen und schick machen?

Langeweile – Alles, was unter das Stichwort «Geselligkeit» fällt, ist hilfreich. Aber auch alleine kann man was erleben: Erstelle doch mal eine Liste von alten Hobbys – vielleicht möchtest du eines neu aufleben las-

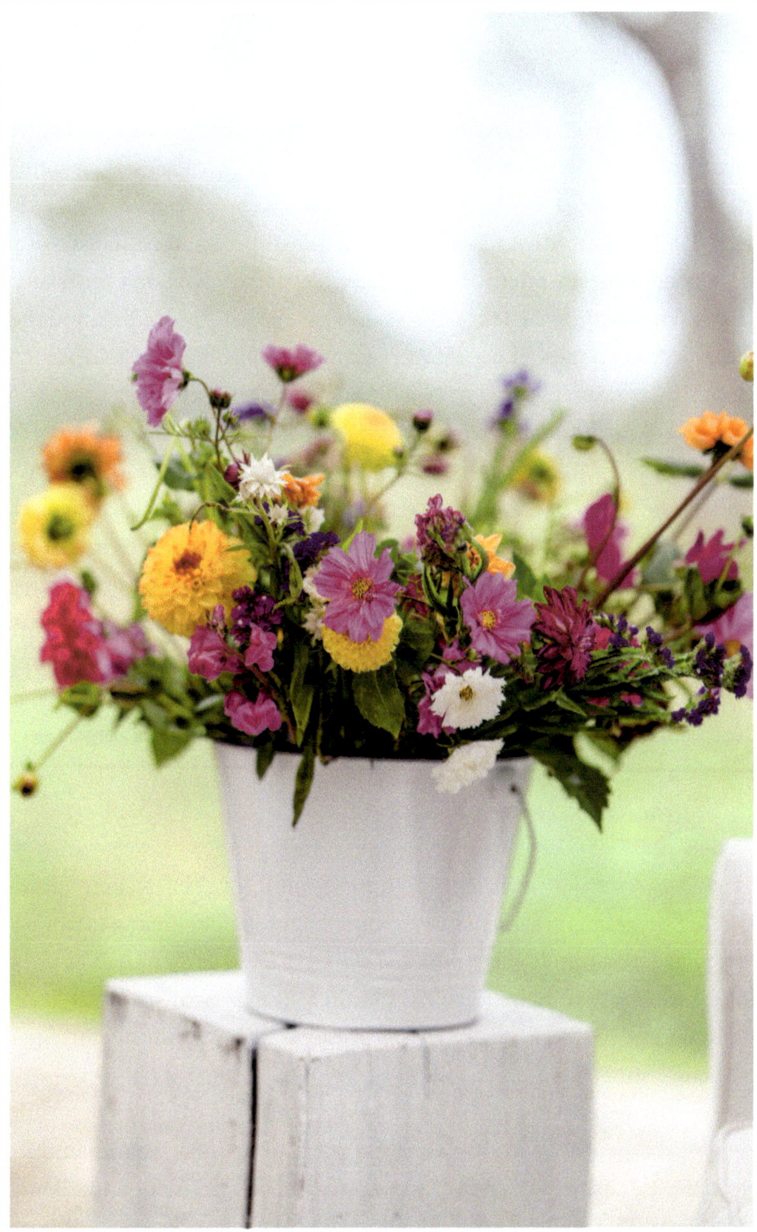

sen? Malen lernen, YouTube-Tutorials ansehen, Fremdsprache lernen im Netz, Reise planen für irgendwann. Was gibt es alles für Möglichkeiten!

Um wach zu bleiben – Musik auf volle Lautstärke und tanzen – zwei Minuten, und ich bin wach! Dann hab ich so heiße Lieblingslieder laufen wie «Let's twist again» von Chubby Checker oder «Summer of 69» von Bryan Adams. Da gehen schon die ersten Takte direkt ins Blut.

Früher fuhr ich sehr spät nach Besprechungen von weit entfernten Baustellen noch um 23 Uhr nach Hamburg zurück, zwei oder drei Stunden. Dann noch schnell bei der Autobahntankstelle eine große Tüte Studentenfutter kaufen, dann habe ich mich wach gegessen. Nüsse sind im Zweifelsfall einfach das beste Nervenfutter.

Weil es so lecker ist – Leider passiert mir das auch noch manchmal. Meine Bremse ist heute, mir zu überlegen, wie ich mich hinterher fühlen werde. Wenn ich da schon jetzt weiß, ich werde dann müde oder träge, oder ich kann die Nacht nicht schlafen, weil etwas schwer im Magen liegt, oder, oder, oder – dann fällt es mir leichter, darauf zu verzichten.

Wenn ich zu Hause bin, räume ich, wenn ich satt bin, ganz schnell ab. Denn solange es auf dem Tisch steht, besteht die Gefahr, dass ich noch mal nachlege.

Immer gut, zu jedem Anlass:

Ein Tag nur für dich – an dem du dir Zeit nimmst nur für dich. Ein gesunder Smoothie im Bademantel, ausgiebig im Badezimmer deinen Körper verwöhnen mit Peeling, Maske (in Teil 3 habe ich da auch ein paar schöne Rezepte für dich – herrlich!), Fußnägel im Sandalenmodus, Haare mit Packung. Mach dich schick, was immer das für dich bedeutet. Sei es dir wert.

Eine Meditation – Wenn du das noch nie gemacht hast, ist das ein toller Moment, es auszuprobieren. Laura Malina Seiler bietet da wundervolle geleitete Meditationen an in ihrem Podcast. Yoga hat auch ganz viel Platz an so einem Wellnesstag. Auch da gibt es Anleitungen für Anfänger auf YouTube.

Schreiben – Schreib dir auf, auf was du in deinem Leben alles stolz bist. Wo du vielleicht auch schon als Kind deine Angst unter den Arm geklemmt hast und etwas *trotzdem* gemacht hast. Wo du jemandem geholfen hast – vielleicht sogar, ohne dass sie oder er es bis heute weiß, dass *du* es warst.

Sehnsucht zelebrieren – Sehnsucht mag sich auf vielen Gebieten bemerkbar machen. Ob es nach dem / einem liebevollen Partner ist, nach fernen Ländern, dem Karrieresprung oder was auch immer. Dieses «Oh, ich wäre jetzt so gerne ...» Wenn dich dies an den Kühl- oder den Küchenschrank mit den Leckereien treibt, dann schau mal, was du alles schon unternommen hast, um diesem Ziel näher zu kommen. Vielleicht hast du schon ganz viel probiert, aber – darf ich hier mal piksig sein – kann es sein, dass es trotzdem nur zwei oder drei Versuche waren, und dann hast du aufgegeben? Was wären denn die ersten Schritte, die du selbst machen könntest, um dem Ziel näher zu kommen? Wo kannst du mehr Ausdauer zeigen, wo erwartest du etwas von anderen, wo machst du sie für dein Unglück verantwortlich? Das hab ich früher auch gemacht. Setz dich mal hin und überlege dir, was ein total verrückter Ansatz wäre, den du jedoch auf keinen Fall machen würdest – weil man wirklich dafür etwas crazy sein müsste. Und dann schau mal: Wie viel von dieser verrückten Idee könntest du denn selbst umsetzen, ich meine – wenn du megamutig wärst?

Es zahlt sich doppelt
und dreifach aus, sich selbst
die Aufmerksamkeit
und Liebe zu schenken,
die man sich im Leben wünscht.

Wie lauten deine Ess-Anlässe, die nicht «Hunger» heißen?
Was wirst du in Zukunft stattdessen tun?
Sammle deine Erkenntnisse, Ideen und Gedanken hier.

2.5 Mein Ernährungs-Grundprinzip

Die Seele hat immer Mitspracherecht. Deshalb gibt es überhaupt so etwas wie emotionales Essen. Und deshalb habe ich auch dieses unumstößliche Ernährungs-Grundprinzip: Selbstliebe.

Oh, wie oft, wie sehr habe ich in meinem Leben gelernt, dass Selbstliebe der Schlüssel zu einem glücklichen Leben ist. Sich so anzunehmen, wie man ist, mit seinen Ecken und Kanten und seinen Schrulligkeiten. Was ich erst im Alter gelernt habe, ist, wirklich gut für mich zu sorgen. Ich achte auf meine Gedanken, Gefühle, und ich achte auf die Menschen, mit denen ich mich umgebe, die Dinge, die ich an mich heranlasse. Viele Jahre habe ich Ernährung nicht bewusst gelebt. Es musste alles funktionieren. Wie oft saß ich verhungert im Auto und aß zwei Tüten Studentenfutter auf einmal oder Chips oder Pizza. Ich habe mich um alles gekümmert. Um meine Kinder, meinen Chef, meinen Mann, meine Kollegen – aber

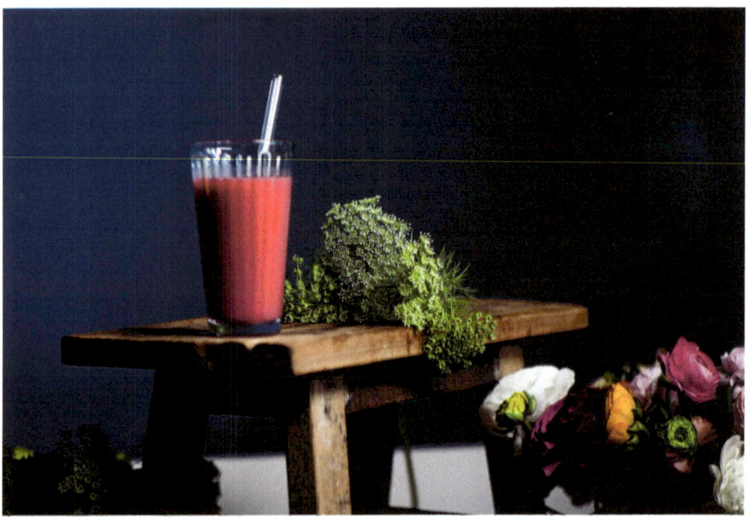

sehr, sehr wenig um mich. Ich habe viel zum Thema Selbstliebe geschrieben und auch zum Thema «Man muss sich wie im Flugzeug zuallererst *selbst* die Sauerstoffmaske aufsetzen, bevor man den Sitznachbarn hilft». Wenn der Körper ein Signal sendet wie Hunger, Kälte, Krankheit, ist es oft schon etwas zu spät. Es zahlt sich doppelt und dreifach aus, sich selbst die Aufmerksamkeit und Liebe zu schenken, die man sich im Leben wünscht.

Wir alle liebten es, wenn unsere Mutter als Kind Pfannekuchen für uns gezaubert hat, und wir können uns selbst genau dieses Gefühl von Geborgenheit schenken. Ich höre so oft: «Ich habe keine Zeit dafür, mich auch noch darum zu kümmern, dass ich Müsliriegel im Kühlschrank oder selbst geröstetes Müsli im Schrank habe.» Das Schöne ist: Der Moment des Vorbereitens fühlt sich ein bisschen so an, wie ein Geschenk einzupacken. Oh, wie werde ich mich freuen, wenn ich morgen nach dem Meeting in meiner Tasche diese wunderbaren Köstlichkeiten finde ...

Auf dem Weg zu guter Energie und innerem Leuchten ist eine liebevolle Ernährung einer meiner Schlüssel. Seitdem ich verstanden habe, dass es meine Energie, mein Wohlgefühl, meine Ausstrahlung verändert, wenn ich mich liebevoll um mich und meine Ernährung kümmere, habe ich so viel mehr Power und Lebensfreude.

Ich stehe gerne 15 Minuten früher auf, um mir für den Tag noch ein paar Snacks zu zaubern oder mir einen Smoothie zu machen. Der Gedanke, dass ich dann für den Tag gut gerüstet bin, hüllt mich in einen Zauberumhang aus Liebe und Geborgenheit. Ich werde nicht müde zu wiederholen: Ich verstecke gerne Mandeln in meiner Manteltasche und freue mich am Nachmittag wie eine Schneekönigin, wenn ich sie entdecke. Es ist wichtig, sich Gedanken zu machen, wie man gut und kraftvoll durch den Tag kommt. Ich mache oft am Wochenende ein paar leckere Sachen, die mich gut durch die Woche bringen. Am Anfang war es ungewohnt, mir im Vorfeld viele Gedanken über meine Ernährung zu machen, aber ich schwöre euch: Nach kurzer Zeit hat man es als neue Routine verinnerlicht. Und zeigt sich selbst auch auf diesem Wege immer wieder: Ich habe an mich gedacht.

Wie wohltuend, so
liebevoll versorgt zu sein
durch sich selbst.

2.6 Gretas Lieblings-Wohlfühlgerichte

Um so richtig loszulegen, brauchst du natürlich ein paar tolle Rezepte! Ich würde auch erst anfangen, wenn du dir köstliche Rezepte, die zu dir und deinem Rhythmus passen, rausgesucht hast. Denn, ich wiederhole es hier einfach noch mal, das Neue muss mindestens so lecker sein wie das, was du vorher so gerne gegessen hast. Sei es dir wert. Verwöhn dich. Versuche nicht, gleich in den ersten zwei Wochen abzunehmen – das kommt danach, wenn du es dir denn wünschst. Jetzt geht es erst einmal darum, Freude an deiner neuen Energie zu finden. Wenn du spürst, du wirst satt, musst nicht verhungern, alles geht einfach, und Ernährung nährt dich, lässt das deinen Energiespiegel ansteigen, deine Augen blitzen und macht das Leben leichter. Ja, und lässt dich leuchten! Vielleicht gefallen dir ja auch einige meiner liebsten Wohlfühlgerichte.

Gemüse, Gemüse, Gemüse ist das Geheimnis. Ich nehme hier die Zucchini als Beispiel, weil man sie auf so viele verschiedene Arten zubereiten kann – sie schmecken tatsächlich jedes Mal anders.

OFENGEMÜSE

Dünne Zucchinistreifen schneiden (geht auch mit der Brotschneidemaschine), mit Kräuterfrischkäse bestreichen, rollen und mit Zahnstocher verschließen. In eine Auflaufform setzen, Fenchel in Würfel, Kohlrabi in Pommesformat schneiden und zugeben. (Ich mag gerne unterschiedliche Gemüseformen – Röllchen, Würfel, Stifte.)

ÜBERBACKENE ZUCCHINI

Zucchini der Länge nach halbieren, mit einem kleinen Löffel aushöhlen. Die Zucchinimasse in einer Schüssel mit zerbröseltem Fetakäse vermengen, mit Muskatnuss, Kurkuma, Koriander, Salz und Pfeffer entweder klein hacken oder in dem Mixer mit etwas Hafersahne zu einer Creme vermengen. Dieses zurück in die Zucchinihälften füllen, mit etwas Fetabrösel bestreuen und ebenfalls in die Auflaufform füllen und mit Olivenöl übergießen.

ZUCCHINI-NUDELN

Mit einem Spaghetthischneider die Zucchini direkt in die Pfanne kringeln. Kurz in Öl schwenken, ein oder zwei Eier drüberschlagen, würzen und alles mischen. Du kannst aber auch deine «normalen» Spaghetti-Gerichte nehmen und einfach die Teigwaren durch die Gemüsespaghetti ersetzen. Alles andere bleibt. Wusstest du schon, dass es auch Nudeln aus Linsen oder Kichererbsen zu kaufen gibt? Auch die sind natürlich sehr viel bekömmlicher als Weizennudeln.

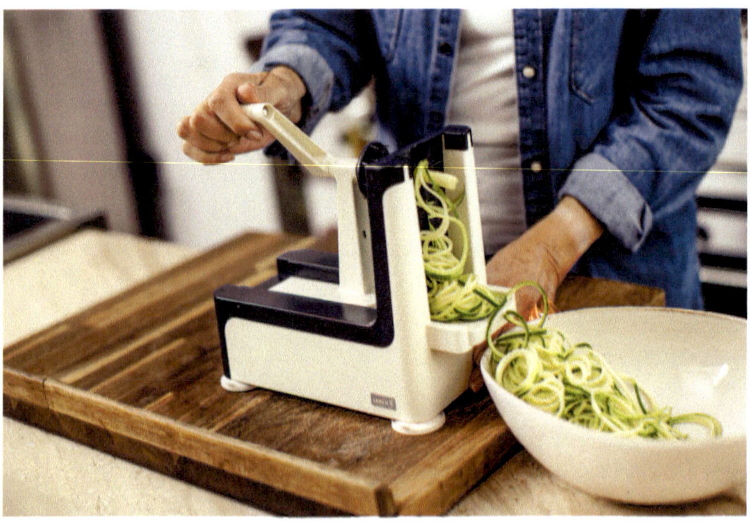

ZUCCHINI-POMMES

Hierfür Zucchini in dicke Scheiben schneiden, dann in Querstreifen, damit die Pommesform entsteht. Diese mit etwas Salz und Pfeffer würzen und würzigen Käse drüberraspeln. Im Backofen garen bei 180 Grad, bis der Käse goldbraun ist.

GEMÜSE-«SCHNITZEL»

Sellerie oder Kohlrabi in Scheiben schneiden, gerne etwas in Wasser vorgaren, dann in Ei wenden (eventuell in glutenfreier Panade wenden) und vorsichtig in Ghee oder Kokosöl braten.

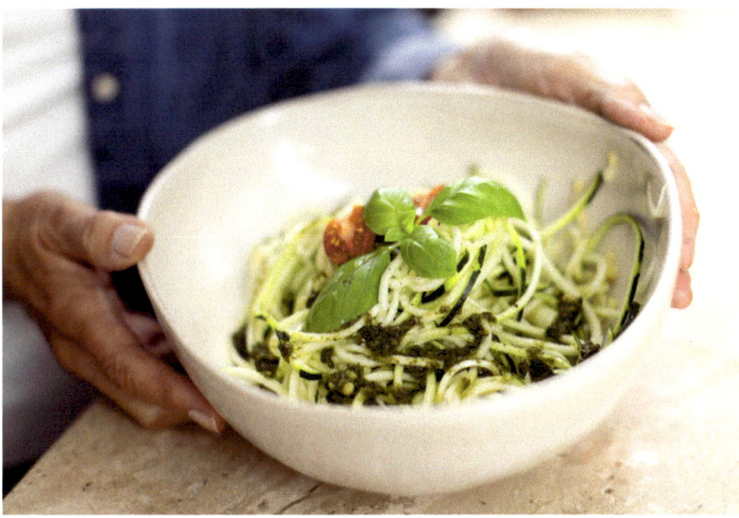

HUMMUS SELBST MACHEN

Gemüse schmeckt hervorragend mit Hummus. Den kann man sehr leicht selbst zubereiten: Dose Kichererbsen, weißes Tahin, Zitronensaft, Olivenöl – alles zusammen in den Mixer. Falls die Masse zu fest ist, mit Dosenwasser der Kichererbsen ergänzen. Gegebenenfalls mit Curry, Kreuzkümmel und Salz abschmecken.

KARTOFFEL-ZUCCHINI-PUFFER

Zucchini und Kartoffeln (geht auch ohne Kartoffeln, aber ich mag diese Kombination sehr) reiben, Käsestreusel (geht auch mit veganen Käsestreuseln) dazugeben. Kurz in ein Sieb zum Abtropfen, dann in einer Schüssel mit Brühe würzen. Aus der Zucchini-Kartoffel-Masse mit dem Löffel kleine Häufchen in das heiße Öl der Pfanne setzen. Darin zerlaufen sie erst einmal – dann immer wieder in Form bringen. Achtung: nicht zu heiß braten, der Käse wird sonst zu dunkel. Wenn sie schön knusprig aussehen: fertig.

SCHOLLENFILETRÖLLCHEN MIT NORDSEE-KRABBEN UND ROSMARIN

Backofen auf 180 Grad vorheizen. Zu Fisch gehören die drei S, lernte ich von meiner Mutter: säubern, säuren, salzen. Schollenfilets (pro Person eine Scholle = zwei Filets = vier Röllchen) waschen, abtupfen mit dem Küchentuch, halbieren, mit Zitronensaft beträufeln und salzen. Mit dem dünnen Ende anfangen zu rollen, sodass ein Finger innen Platz hat. Mit Zahnstocher oder Bratenband verschließen und senkrecht in eine Auflaufform stellen. Jetzt nach Wunsch mit Nordseekrabben oder Fetawürfeln füllen. Auf jedes Röllchen etwas Kokosöl geben – ersatzweise Olivenöl oder Ghee – und Rosmarinzweige drauflegen.

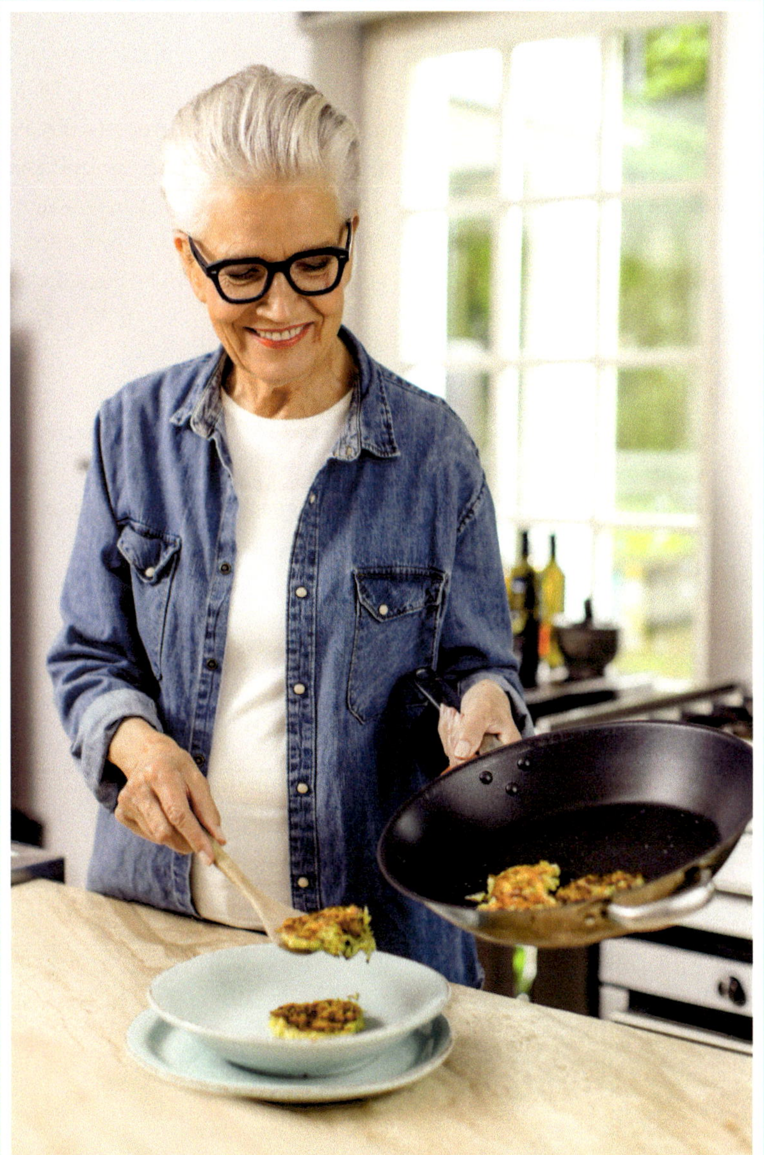

Mit gewürzter Hafersahne begießen. Wenn ich die Soße auch für Kartoffeln oder Reis benötige, dann darf es etwas mehr sein, und sie kann mit Kokosjoghurt verlängert werden.

Für zwei Personen 1 kleines Tetrapak Hafersahne, 2 Esslöffel Kokosjoghurt - alles gewürzt mit Sternanis, Kardamom, Koriander, Salz, Pfeffer und einem Hauch Bourbonvanille.

Soße mit dem Löffel über die Röllchen geben. Zwischen die Röllchen passen noch Cherrytomaten und gegebenenfalls mit dem Sparschäler geschnittene Möhrenstreifen.

VARIANTEN:

Schollenfiletröllchen außen mit einer gefalteten Scheibe Parmaschinken umwickeln.

Schollenfilet mit einer Scheibe Räucherlachs belegen und dann rollen, ohne weiter zu füllen.

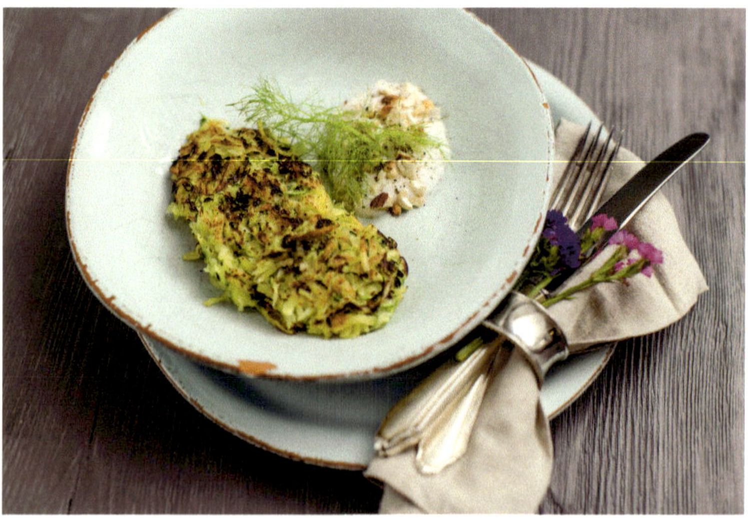

Schollenfiletröllchen mit Lachs füllen: Rohen Lachs in Würfel schneiden, Kräuterfrischkäse, Dill, Salz, Pfeffer, Sternanis, wenig gekörnte Brühe, würzen und vermengen.

Schollenfiletröllchen mit Pilzen (braune Champignons).

DINKEL-MÖHREN-FRIKADELLEN

Dinkel im ganzen Korn in Brühe kochen, bis er bissfest ist. Mit dem Pürierstab zu 90 Prozent zerkleinern - gerne noch einige Kerne halb oder ganz lassen, das macht das Ganze knackiger. Die Masse wird herrlich klebrig, das hilft uns, die Frikadellen zu formen. (Dinkelflocken geben eine andere Konsistenz.) Dazu Quark, geraspelten Appenzeller (oder ähnlich würzigen Käse) und geraspelte Möhren (machen alles schön saftig). Mit Brühe würzen, formen, in Kokosöl braten.

SPITZKOHLPFANNE MIT RINDERHACK

Spitzkohl hacken und nur ein paar (zwei) Minuten in kochender Brühe blanchieren. Separat in der Pfanne das Rinderhack in geschmorten gehackten Zwiebeln anbraten. Spitzkohl dazugeben, alles mit Salz, Pfeffer, Muskatnuss abschmecken.

KÜRBIS-HALLOUMI-BIRNE IM BACKOFEN

Alles in Würfel schneiden und in eine große Auflaufform oder aufs Backblech legen. Kürbis braucht viele Gewürze. Ich mörsere Sternanis, Fenchel, Kardamom, roten Pfeffer, Anis und streue das großzügig über alles. Dann mit Olivenöl übergießen und bei 180 Grad in den Backofen geben, bis der Kürbis weich ist und der Halloumi braune Ecken bekommt.

MÖHREN-APFEL-SALAT

Alles raspeln, mit Zitronensaft abschmecken. Kann mit Kokosjoghurt ergänzt werden, ist aber nicht nötig. Eine kleine Menge Möhren und ein Apfel ergeben schon recht viel. Sättigt unglaublich gut.

CHICORÉE-ORANGEN-WALNUSS-SALAT

Alles klein schneiden beziehungsweise hacken und vermengen. Geht wunderbar mit Kokosjoghurt – kann auch mit Feta oder Gorgonzolastückchen ergänzt werden.

AUBERGINEN- UND PASTINAKENCHIPS

Alles in Scheiben – geht auch auf der Brotmaschine – schneiden. Backpapier auf das Backblech, Auberginenscheiben auslegen und bepinseln. Pastinaken schälen und in Scheiben schneiden. In einer Schüssel Öl mit etwas Brühe und etwas Knoblauch verrühren. Alle Pastinakenchips durch das Öl schwenken und dann einzeln auf das Backblech geben. Das geht so mit Auberginenscheiben nicht, da sie sich sonst voll Öl saugen würden. Sie müssen eingepinselt werden.

GRÜNER LIEBLINGSSAFT

1 gewürfelte Gurke, 2 große Handvoll Spinat, 1 Bund Sellerie (6–8 Stangen), in Scheiben, 5 Blätter frische Minze und 2 entkernte und klein geschnittene Äpfel mit dem Saft einer Zitrone und 300 ml Wasser in den Mixer geben. Mixen – fertig.

TEIL DREI

STRAHLE DURCH DIE STÄRKUNG DEINES KÖRPERS

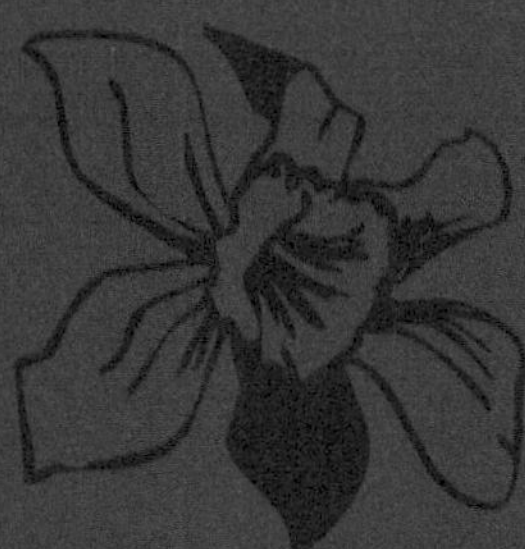

Sieh deinen Körper als das an, was er ist und wie du ihn dein Leben lang brauchen wirst. Unser Körper ermöglicht uns ein Leben auf dieser Erde. Mein Körper ist mein Freund – das war so eine wichtige Erkenntnis für mich. Ich habe mir darüber viele Jahre keine Gedanken gemacht – mein Körper hatte zu funktionieren, und wenn er Störsignale sandte, dann wurden eher die Störsignale abgeschaltet als die Ursache dafür gesucht.

Wobei ich eigentlich anders aufgewachsen war. Meine Mutter wusste schon recht viel über innere Zusammenhänge, kannte auch schon Heilfastentage, Entschlacken und gesundes Essen. Sie hatte nach der Schneiderlehre und ihrer Ausbildung zur Meisterhausfrau (sie durfte auch Lehrlinge ausbilden und tat das auch) außerdem eine Ausbildung in dem Biochemischen Verein in Hannover genossen. Alles schon vor über achtzig Jahren. Da gehörten Naturheilkunde, Gesundheitspflege und Ernährung zum Programm. Natürlich gab es bei uns bei Fieber Wadenwickel statt Zäpfchen, und Zwiebelumschläge bei Ohrenschmerzen. Es gab so viel gesundes «Zeug», das ich als Kind nicht mochte, dass ich später erst mal alles über den Haufen warf. Wie das eben so oft bei Kindern ist – da war ich nicht anders. Doch der Samen war gesät, und ich erinnerte mich eben doch an vieles, was meinem Körper guttat. Hier nur mal schnell eingestreut: Meine Mutter machte mir mit weit über siebzig Jahren im Altersheim noch den Spagat vor. Das hat sie aus jungen Jahren beibehalten. Von nix kommt nix. Ich habe gelernt, dass die kleinen Schritte dauerhaft etwas bringen. Nicht die Einmal-Knaller im Urlaub. Unsere Hebel sind: Gefühle – Gedanken – Ernährung – Trinken – Bewegung. Was wir alle nicht vergessen dürfen: Wir dürfen nicht wie selbstverständlich davon

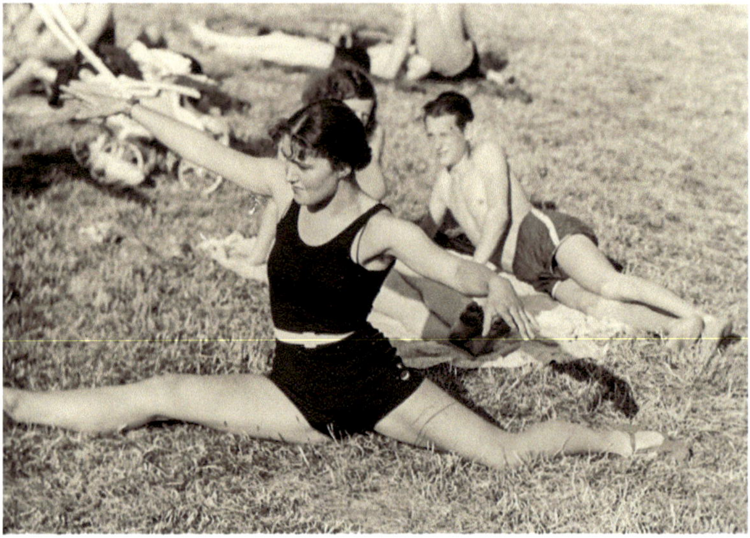

ausgehen, dass unser Körper alles verkraftet, was wir ihm zumuten. Ich bin ja nicht so gerne mit erhobenem Zeigefinger unterwegs, aber ein paar Sachen muss ich doch ansprechen, die du sowieso schon kennst.

Zigaretten rauchen sieht man dem Gesicht an. Die Haut wird über Jahre schlechter durchblutet und wirkt ledrig – und die kleinen Mundfältchen vertiefen sich durch den «Zug» an der Zigarette. Da legen sie sich jedes Mal in kleine Fältchen, aus denen dann Falten werden. Ich habe auch mit ungefähr achtzehn Jahren angefangen, für ein paar Jahre zu rauchen – gestartet bin ich als Angeberin. Aber dann wurde es zur Gewohnheit, und es fiel mir mit Anfang zwanzig schwer, damit aufzuhören. Heute sei meine Lunge wieder so, als sei nichts gewesen, heißt es. Der Körper ist schon ein Wunderwerk – was der alles abtransportieren kann. Trotzdem kann er nicht alles alleine schaffen. Er braucht unsere Fürsorge.

Die zweite Sache ist der Alkohol. Da selbst zu schauen und sich zu fragen: Was tut meinem Körper gut? Und: Bin ich bereit, später den Preis zu zahlen? Wenn die Antwort auf die letzte Frage – hoffentlich – Nein lautet, hilft es, genauso vorzugehen wie ich bei meiner Zuckersucht. Denn jede Sucht ist eine Sehnsucht, hörte ich mal als liebevollen Satz. Welche Sehnsucht steckt dahinter? Abzuschalten vom Stress, dem Gespräch zu entfliehen oder ganz generell den Tatsachen (den Schulden, der holpernden Ehe, dem schrecklichen Job) nicht in die Augen schauen zu müssen? Die Angst vor der Angst ist das Schlimmste. Sich das also mal bei Tageslicht anzuschauen, ist tatsächlich erleichternd. Ich habe mir dann immer den Worst Case angesehen – und siehe da, so schlimm war es oftmals gar nicht. Grundsätzlich gilt: sich Hilfe holen ist so wichtig.

So, jetzt verlasse ich das Glatteis wieder, und wir schauen zu den anderen Seiten. Über Schlaf haben wir noch gar nichts hier gehört. Genügend Schlaf ist wichtig – sagt ausgerechnet die Schlafchaotin Greta. Eigentlich darf ich davon gar nicht berichten, denn bei mir ist es vermutlich nicht ideal. Ich bin nachts so gerne wach. Als die Kinder noch klein waren und mir permanent am Rockzipfel hingen, war nachts die Zeit für mich. In Ruhe lesen, Gedanken laufen lassen. Das habe ich beibehalten und genieße es immer noch. Ich schlafe zwei oder vier Stunden – dann bin ich wach wie Bolle, und dann lese ich in Ruhe. Manchmal hole ich mir noch einen Tee dazu und genieße diese Zeit. Irgendwann schlaf ich dann noch mal zwei oder drei Stunden und bin fit für den Tag. Ich mache mir über das Schlafen nicht so viele Gedanken – und das ist vermutlich der Trick. Weiß ich doch, dass ich über viele Jahre mit vier Stunden Schlaf die Nacht wundervoll ausgekommen bin. Da der Körper sich im Schlaf aber so wunderbar regeneriert und sehr wichtige Arbeit leistet, ist meine Art nicht empfehlenswert. Also, du machst das besser und schläfst durch. Der Schlaf vor 24 Uhr gilt ja gemeinhin als Schönheitsschlaf, sagte schon meine Mutter. Das sei jedoch ein Mythos, weiß das Internet. Wie auch immer – es gibt aber einiges, was du tun kannst, um dich mit deinem Schlafrhythmus wohlzufühlen.

Mein Körper ist mein Freund.

Mir hilft es zu wissen, dass ich fein bin, egal wie viel ich schlafe. Ich stehe tatsächlich auch dann morgens unternehmungslustig auf, wenn die Nacht an einem Ende zu kurz war. Mein Körper ist wie von einem Lichtschalter angeknipst. Von einem Piloten erfuhr ich, dass sie in der Ausbildung lernen, dass sie sich über Tageszeiten und Jetlag keine Gedanken machen sollen – einfach so leben, wie die Tageszeit vor Ort es vorgibt. Das hab ich übernommen und damit gute Erfahrungen gemacht. Die Sommer-Winter-Zeitverschiebung macht mir daher nicht die geringsten Schwierigkeiten. Wenn ich jedoch nachmittags länger als zehn Minuten schlafe, komme ich den ganzen Tag nicht mehr richtig in die Spur. Meine Tochter war sehr froh, dass ich wenigstens dann nachvollziehen konnte, wie sie sich beim Aufstehen fühlte. Schon als Schülerin meinte sie morgens im Bad: «Mein Kreislauf liegt noch im Bett, ich wasche hier nur mein Gesicht.» Sorge zu haben, dass der nächste Tag verdorben ist, wenn ich jetzt nicht sofort einschlafe, genau das hält wach und lässt dann tatsächlich den nächsten Tag nicht toll starten. Je entspannter ich mit meinem Schlaf umgehe, desto mehr genieße ich es. Ich weiß gar nicht, wie es sich anfühlt, sich im Bett hin und her zu wälzen.

Von Mel Robbins, der amerikanischen Autorin und Fernsehjournalistin, hab ich die 5-Sekunden-Regel aus ihrem TED-Talk übernommen. Diese Zeit braucht unser Gehirn, um den inneren Kritiker auf den Plan zu rufen, der uns das wieder ausreden will, was gerade unser Impuls war. Ob es morgens beim Aufstehen ist – Wecker, zack, aufstehen – oder bei anderen Dingen: So verkürzen wir schlicht die Leidenszeit. Entweder sofort einen ersten Schritt tun oder – und das ist auch so wichtig – sofort NEIN sagen. Wenn ich etwa zur Schokolade greifen will. Zack, dann ist das Nein schon entschieden, bevor der Kampf ja-nein-ja-nein losgeht.

Um unseren Körper zu stärken und ihn auch auf dieser Ebene strahlen zu lassen, braucht es aber eben auch diesen bereits erwähnten wichtigen Hebel: Bewegung. Was da möglich ist, ohne dass es zur Quälerei wird, davon berichte ich jetzt.

3.1 Bewegung

Okay, Bewegung könnte immer mehr sein – das latent schlechte Gewissen lungert da auch bei mir an jeder Ecke. Ich lernte von Vera Birkenbihl, dass Jungs bewegungsaktiver auf die Welt kommen als Mädchen. Trotzdem sehe ich mich als kleines Mädchen auf dem Bauernhof ganz viel in Bewegung, weil alles so spannend war. Dazu gehörte zweifelsfrei, auf Bäume zu klettern. Die Äste der großen Eiben waren unsere Pferde, auf denen wir, am äußeren Rand sitzend, wunderbar wippen konnten. Jeder hatte seine Pferde, die ihm vertraut waren, und dann waren der Fantasie keine Grenzen gesetzt. Alleine machte das nicht ganz so viel Spaß wie mit anderen. Jungs ritten eher Attacken, wir Mädchen wohl mehr zu Schlössern oder großen Festen. Wenn ich alleine war, versteckte ich mich auf einem Ast der großen Buche, der über den Fahrradweg im Park ging und schön von anderen Ästen verdeckt war, sodass die Fahrradfahrer mich nicht sehen konnten. Mein Vergnügen, auf das ich bereit war, stundenlang zu warten, bis wieder jemand vorbeikam, war, mit meiner Wasserpistole diese ahnungslosen Fahrradfahrer zu erschrecken, wenn sie direkt unter mir waren. Wasserpistolen waren damals ja noch harmlos im Vergleich zu heute. Die Wassermassen hielten sich in Grenzen. Aber das oft gehörte «Huch» erfreute mein Herz und hat mir als Kleene wohl ein Machtgefühl gegeben.

Kriegenspielen – auch auf den nackten Balken des großen Wagenschuppens – lässt mir heute noch das Blut in den Adern gefrieren. Es war strengstens verboten. Genau das machte es wohl so reizvoll. Bei Alarm, wenn Erwachsene in den Wagenschuppen kamen, waren wir sofort zu sehen und mussten uns schnell über den Viehwagen, der oben für die Plane ein Gestänge hatte, herunterfallen lassen, sodass die Kniekehlen an einer dieser Stangen festhielten und wir dann durch Schweinebaumeln leise runterspringen und weglaufen konnten. Ich als jüngstes von drei Mädchen musste sowieso noch mehr die Beine schmeißen, damit mich die anderen nicht abhängten.

Als ich zehn Jahre alt war, mussten meine Eltern den gepachteten Hof verlassen, da nun doch aus dem Nichts ein Erbe aufgetaucht war, der Lust hatte, selbst Landwirt zu sein. Wir zogen weit weg in ein kleines Dorf, das mir wie eine Großstadt vorkam, da es da ein Kino gab. Alles relativ. Da wurde ich im Turnverein sehr aktiv – ganz bestimmt nur, weil ich die Sportlehrerin, die ich auch in der Schule hatte, so bewunderte. Jede Ehrenurkunde bei Bundesjugendspielen war meine.

Rollschuhlaufen mit allen möglichen Figuren war damals der Volkssport schlechthin. Man traf sich auf den Straßen, durch die ja selten genug ein Auto kam. Später bin ich bei meinem ersten Baby mit Rollschuhen und Kinderwagen durch die Straßen gefahren. Auch Hula-Hoop hatte damals seinen Ursprung. Was ich da alles konnte, mit raus- und reinsteigen, vom Arm über den Kopf zum Hals, zum Bauch – puh, das steht heute nicht mehr auf meinem Wunschzettel. Aber Hula-Hoop

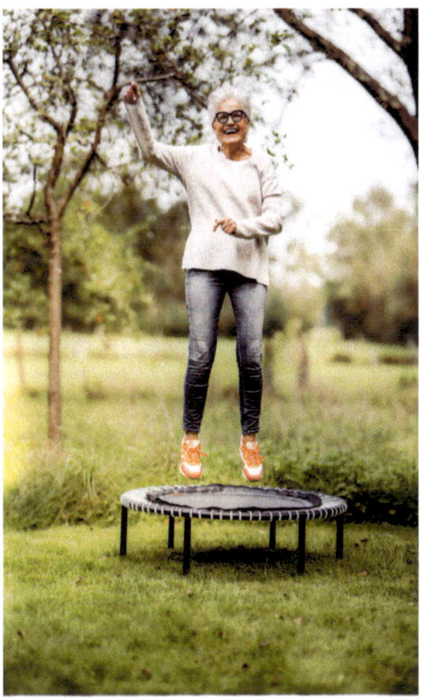

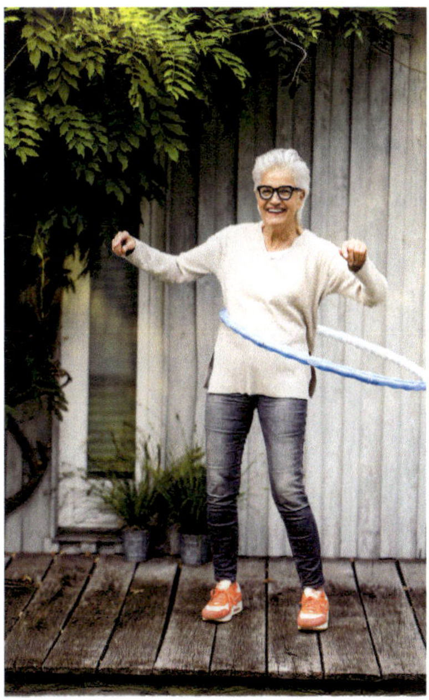

morgens gleich 400-mal, wenn ich aus dem Badezimmer komme – das ist schnell gemacht. Drei Minuten, einen Song lang, und schon fängt der Tag gut an.

Bei der tollen Sportlehrerin durfte ich nachmittags bei einigen Kursen ihre Assistenz sein. Als sie später schwanger wurde, habe ich diese Kurse nach Absprache auch alleine halten können. Dafür nahm ich noch an Fortbildungen teil, die ich in bester Erinnerung habe. Noch nie hatte ich auf Skiern gestanden und glaubte, es gäbe keinen Sport, den ich nicht konnte. Also auf die Bretter im Harz, in eingefahrenen Bahnen einfach runter. Es kam, wie es kommen musste – ich knallte so auf den Allerwertesten, dass mein Steißbein brach. Natürlich hab ich weiter Sport gemacht, wollte ja nicht zimperlich sein.

Im Garten Handstand und Radschlagen mit Anlauf hab ich tatsächlich auch noch als junge Frau gemacht, vermutlich, um mir selbst zu zei-

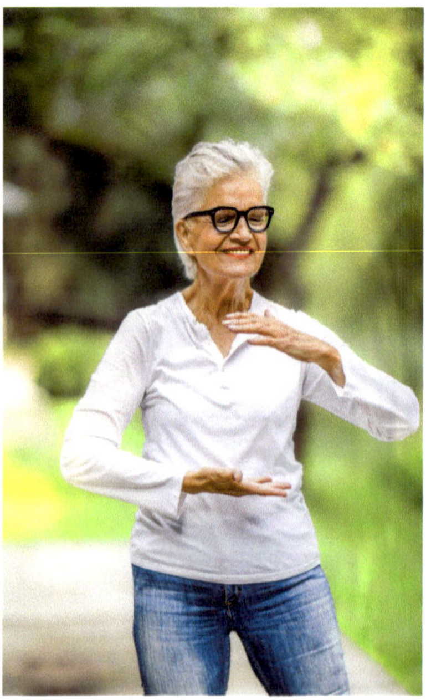

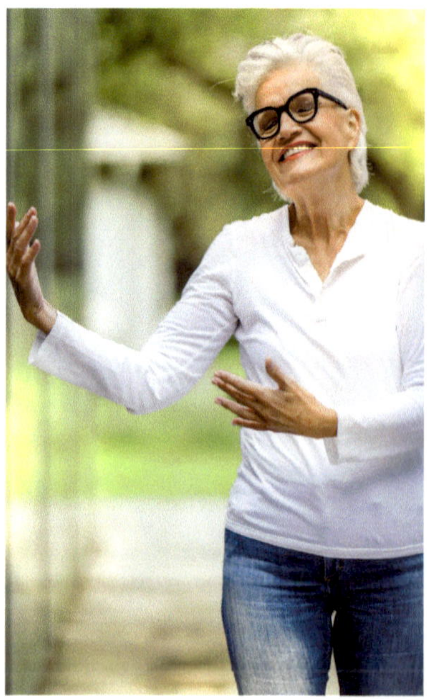

gen, dass ich das noch kann. Federball war auch noch länger lebendig, wenn Mutti oder meine Schwestern zu Besuch kamen.

Das hört sich ja alles gar nicht so schlecht an – aber dann kam ein ganz langer Lebensabschnitt, in dem ich irgendwie gar nichts gemacht habe, außer vielleicht mal mit dem Fahrrad loszusausen, um die Einkäufe am Markt zu erledigen. Ich war privat und beruflich sehr eingespannt und kann mich gerade nicht an eine einzige klitzekleine sportliche Tätigkeit erinnern, die ich ausgeführt hätte in der Zeit.

Wie gut, dass sich die Erkenntnis, dass ich mich bewegen muss, wenn ich nicht einrosten will, doch irgendwann den Weg ins Bewusstsein gebahnt hat. Das war mit Ende fünfzig – früher, glaube ich, wohl nicht.

Einige Jahre habe ich ***Pilates*** in einer Gruppe gemacht und die Figuren von ***Tai-Chi*** im Verein gelernt. Ich wusste vorher nicht, dass man da-

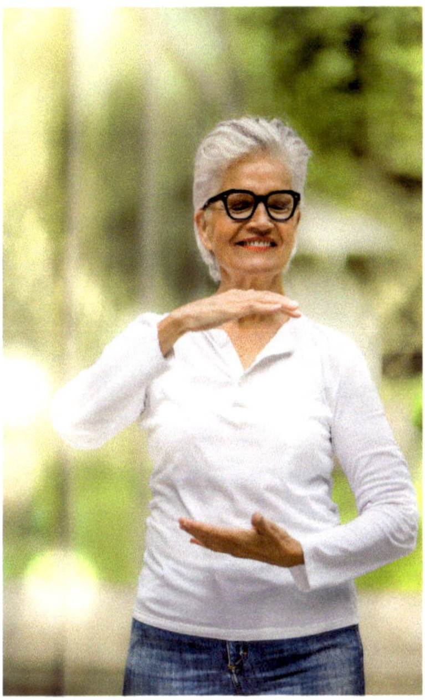

von auch Muskelkater bekommen kann. Bei mir im Garten hörte ich dabei über meinen MP3-Player zwei Ave-Maria-Versionen. Einmal gesungen von Maria Callas, einmal eine, bei der Geigen die «Stimme» übernehmen. Und zu dieser Musik machte ich Tai-Chi. Wer die Übungen kennt, ahnt, wie cool sich das anfühlt, gleichzeitig, wenn die Geigen in den höchsten Tönen jubeln, auch die Hände oben zu haben für diese harmonischen Übungen. Ein Urlaubsbild schießt mir in den Kopf. In einem Hotel mit großem Dachgarten zwischen den Kirchturmkuppeln in Rom – unweit des Campo de' Fiori –, ein langes, weites rotes Kleid, Ave Maria mit Kopfhörern auf den Ohren, und dann ich alleine in aller Frühe mit meinen Tai-Chi-Übungen. Ihr merkt schon, das will auch jetzt wieder gelebt werden. Bücher schreiben sind immer auch meine eigenen Entdeckungsreisen.

Nordic Walking – als es noch peinlich war, mit Stöcken zu laufen. Die Welle schwappte von Finnland zu uns rüber, und meiner ganzen Familie war es unangenehm, wenn ich mit Stöcken auf die Straße ging. Ich hatte im Sportgeschäft gleich einen Kurs gebucht, wo wir bei den Übungen gefilmt wurden und selbst erkannten, was wir alles falsch machten. Das hat mir sehr geholfen. 90 Prozent unserer Muskeln kommen in Bewegung bei diesem Sport, wenn wir es richtig machen – nicht schlecht.

Yoga hat mich auch viele Jahre begleitet. Neugierig geworden war ich auf meinen Ayurvedareisen, wo ich Unterricht nahm. Diese wenigen Übungen nahm ich auf CD mit nach Hause und habe diese viele Jahre durchgeführt. Ich erinnere mich an 15-mal hintereinander den Sonnengruß – das war schon was. Ich blieb auf diesem Niveau stehen, hatte keinen weiteren Unterricht. Mache immer noch gerne den Drehsitz, das Krokodil und den Hund und baue diese Übungen ein, wenn ich eh auf der Matte sitze und ein paar Turnübungen mache – zum Beispiel: Sitzen. Mit ausgestreckten Beinen die Füße umfassen und mit der Stirn fast auf die Knie. Aber auch Crunches für den Bauch tun gut. Die baue ich immer mal wieder mit ein.

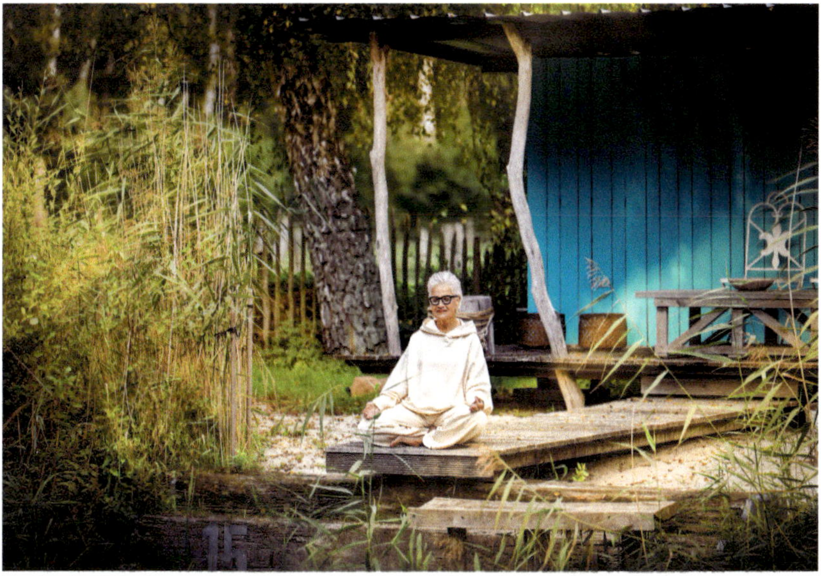
15

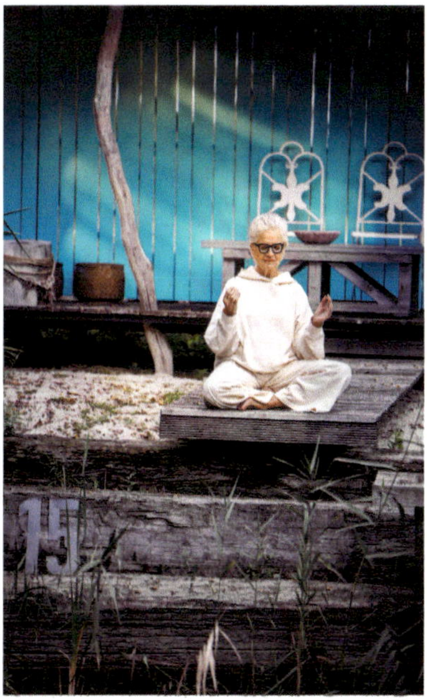
15

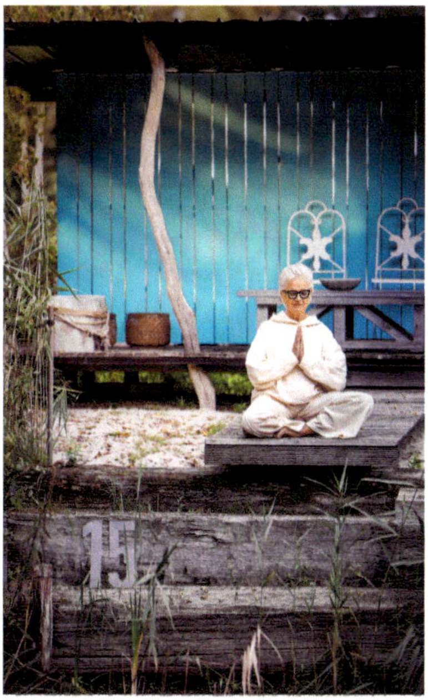
15

Kennt wohl noch jemand die Welle der «5 Tibeter»? Die hab ich über Jahre morgens schon im Schlafanzug gemacht, sodass sogar mein Hosenboden durchgewetzt war von der Brücke. Ich habe mich schon damals gewundert, wie eisern ich über Jahre war, und dann hat irgendetwas mich aus dem Rhythmus gebracht – und mir fiel es sehr schwer, wieder in diese Gewohnheit zu kommen. Gewohnheiten, Routinen sind bei Bewegung enorm wichtig. Ohne wird das nichts bei mir. Ich brauche eine feste Regel. Dann findet der Sport statt und Ende. Nicht jeden Tag neu überlegen müssen, jetzt oder später oder doch nicht – das ist unnötiger Stress. Ich brauche Anker. Wenn ich morgens im Bad die Uhr umbinde, mach ich anschließend zehn Kniebeugen mit ausgestreckten Armen nach vorne.

Meine Füße laufen nach dem Teekochen schon von alleine direkt zu einem Platz ins Wohnzimmer, wo ich Übungen für meine Schultern mache. Denn ich sitze hier am Schreibtisch oft wie ein Geier – Schultern, Arme und Kopf vor. Ich weiß, man kann auch mit geradem Rücken am Schreibtisch sitzen, habe auch genau die dazu passenden Möbel, aber trotzdem häng ich hier manchmal so rum. Diese Übungen sind also Gold wert, um den durch die Geierhaltung möglicherweise entstandenen Verspannungen entgegenzuwirken.

Meine Übungen sind ganz schnell gemacht. Auf den Bauch legen, Oberkörper leicht hoch und mit den ausgestreckten Armen und Beinen paddeln. Das heißt, die Handflächen gehen ganz schnell aneinander vorbei. Wenn das zu schwierig ist, klemm die Füße unter dem Sofa oder dem Sessel fest und nimm nur den Oberkörper und die Arme. Wichtig dabei ist, den Kopf nicht in den Nacken zu nehmen, sondern nach unten zu schauen. 100-mal.

Dann in Bauchlage mit angewinkelten Armen den Oberkörper ganz weit nach rechts, anschließend zur anderen Seite ziehen, als wollte man schauen, was da hinten los ist. Das mache ich 20-mal. Dann noch die Handflächen nach unten zeigen und neben dem Kopf kreisen lassen. 20-mal in die eine und 20-mal in die andere Richtung – meine Pilates-Lehrerin nannte es: Orangen kullern. Das ist schon alles auf dem Bauch. Dauert dafür auch nur ein paar Minuten. Bei all diesen Übungen spannt

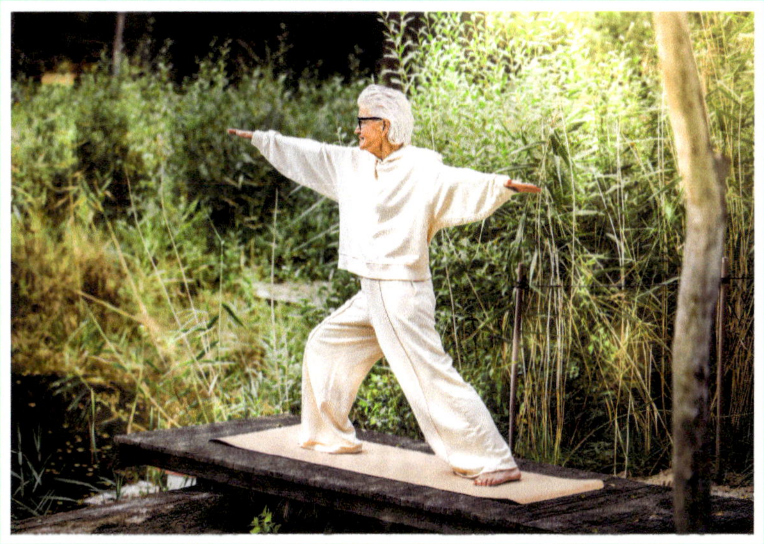

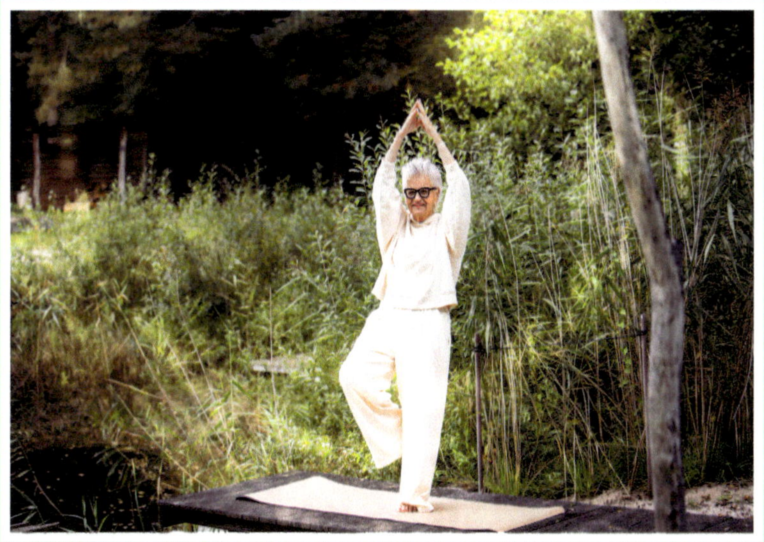

man nicht nur die Rückenmuskulatur an, sondern auch gleichzeitig die Bauchmuskeln.

Danach geht es bei mir aufs Trampolin. Ich habe eines mit Gummischlaufen statt der Stahlfedern. Das sei gesünder für die Gelenke, heißt es. Natürlich lieben das meine Enkelkinder ebenfalls. Dafür habe ich es dicht an ein Bücherregal gestellt, damit man sich dort festhalten kann, wenn man das Gleichgewicht verliert. Man muss auch gar nicht so wild darauf springen oder laufen, es hilft auch schon, etwas zu wippen und langsam anzufangen. Dann entsteht eine klitzekleine Schwerelosigkeit, die den Gelenken erlaubt, sich kurz zu erholen. Sie sollten jedoch nicht gestaucht werden, wenn die Füße wieder landen. Mein Trampolin hat einen Durchmesser von 1,25 Metern und lässt sich schnell verstecken, wenn es nicht genutzt wird.

Nun kommt meine große Leidenschaft Tanzen ins Spiel. Ich mag Lars Amends Aufforderung, jeden Tag mit zwei Tänzen zu beginnen – das gibt tatsächlich eine andere Energie. Da mir für öffentliche Gelegenheiten ein Tanzpartner fehlt – ich tanze zwar gerne, hab aber kaum Ahnung von den einzelnen Schritten der verschiedenen Tänze –, habe ich Zumba für mich als eine tolle Alternative entdeckt. Da tanzt unsere Lehrerin vor, und wir machen es nach. Die fetzige Musik trägt uns 60 Minuten am Stück und lässt uns nur kurz zur Wasserflasche hechten, um dann sofort wieder weiterzumachen. So verausgabe ich mich sonst nicht beim Sport. Da brauche ich jemanden, der mich da zieht.

Daher ja auch immer wieder der gute Rat, sich mit einer Freundin zum Joggen oder zu anderen Sportarten zu verabreden. Wobei ich zugeben muss: Der Begriff Joggen ist bei mir noch nie passend gewesen, dazu laufe ich viel zu langsam, immer schon. Ich ziehe mich dafür auch nicht groß um. Nur die Laufschuhe müssen sein, die viel abfedern, ansonsten geht das bei mir auch in Jeans. Ich muss es so unkompliziert wie möglich haben, damit ich einfach *mache* und mich nicht groß vorbereiten muss. Ich hatte eine Schwester, die sich schon montags freute, dass sie in der Woche Tennis spielen würde oder Golf. Das ist bei mir nicht der Fall. Mich schickt mein Kopf, und hinterher sage ich oft nach dem Zumba: «War doch eigentlich ganz nett.»

Fahrradfahren durch den Wald, um den See oder durch die Straße liebe ich auch – mehr und mehr auch Spaziergänge, wo ich mich über die Intensität der Vogelkonzerte freue. Wie aus so kleinen Kehlen so eine weit tragende Stimme kommen kann, mit den feinsten Nuancen, ist mir ein Rätsel.

GRETAS ROUTINEN

10 Kniebeugen im Bad
400-mal Hula-Hoop im Schlafzimmer
100 kleine Bodenübungen nach dem Teekochen
10 Minuten Trampolin

«Nach Büroschluss» – drei Mal die Woche auf der Matte Crunches, Kopf auf die Knie, bei ausgestreckten Beinen Füße umfassen, die Yogaübungen: Krokodil, Hund, Drehsitz.

Täglich in den Pausen ein Spaziergang von mindestens 30 Minuten, ab und zu mal Genuss-Joggen – so langsam, dass ich das Wort nicht benutzen möchte.

1 x in der Woche Zumba im Verein

Ab und an Fahrrad fahren

Nordic Walking und Tai-Chi leben wieder auf.

3.2 Pflege, Kosmetik

Der Motor muss zur Inspektion, ab und an braucht er mal einen Ölwechsel und natürlich die richtige Autowäsche, um weiter zu schnurren wie eine gestreichelte Katze. Selbst beim Auto gibt es rückfettende Shampoos und die ganz spezielle Felgenpflege, ganz zu schweigen von der Politur. Also, der Vergleich sei gestattet. Und was braucht unser Körper? Mit Waschen alleine ist es da auch nicht getan. Sonst nützt die Pflege von außen nicht so viel.

Gretas Tipps für den Alltag

- Ich bin keine Freundin vom täglichen Duschen – dabei gehen zu viele Schutzstoffe verloren. Dermatologen bekräftigen es und warnen: Der Säureschutzmantel wird unter der täglichen Dusche angegriffen. Ich dusche nach Lust und Laune, manchmal auch nur, um bei hohen Außentemperaturen abzukühlen zur Nacht. Zum Schluss wird noch mal auf kühl gestellt. Auf ganz kalt nur selten. Dann habe ich die Dusche in der Hand, fange mit den Beinen an, dann die Arme, zum Herzen und dann den Rücken. Dann zappele ich aber schon und bin froh, wenn ich die Dusche ausstellen kann. Spätestens jetzt ist der Kreislauf in Schwung, und das Immunsystem ist ganz nebenbei auch gestärkt. Die Haut produziert selbst Talg, um die Haut vor Austrocknung zu schützen. Das nimmt im Alter ab. Ich erinnere mich aber noch an andere Zeiten, als ich als Jugendliche ganz schwer Akne hatte. Da verstopften die Poren durch die Talgproduktion und entzündeten sich. Wenn das passiert und bevor das passiert, ist sicherlich eine Reinigung angesagt – auch bei der Kosmetikerin, denn sie kann noch mehr.

- Ich bin auch heute noch eine große Freundin von Peelings – Gesicht, Lippen, Hände, Schienbeine und ab und zu alles. Ich habe mir das Peeling oft selbst angemischt. Als ich in jungen Jahren zu fettiger Haut neigte, war Mandelkleie die Basis, dazu Zucker oder Meersalz als rubbelndes Element und dann Olivenöl. Man probiert ja einiges aus. So erinnere ich mich an Jahre mit Zucker und Olivenöl, später Kokosöl oder auch Sheabutter als Ergänzung zur Rubbelmasse. Ein Esslöffel Zucker zu zwei Esslöffeln Öl ist der grobe Richtwert. Da ich jetzt eine ziemlich robuste Gesichtshaut habe, nehme ich das auch ganz vorsichtig im Gesicht. Lippen sind auch sehr dankbar für ein Peeling. Ein herrlicher Aha-Effekt trat bei mir bei rauen Händen ein. Das Peeling war eine Wohltat für sie. Selbst die Fingernägel wussten es zu schätzen, die Nagelhaut ebenso.

- Wo wir gerade bei den Händen sind: Wenn ich Avocado esse, bleibt immer etwas an der Schale hängen. Damit die Hände eincremen – also mit der Schale einfach über die Hände streifen –, abspülen, fertig.

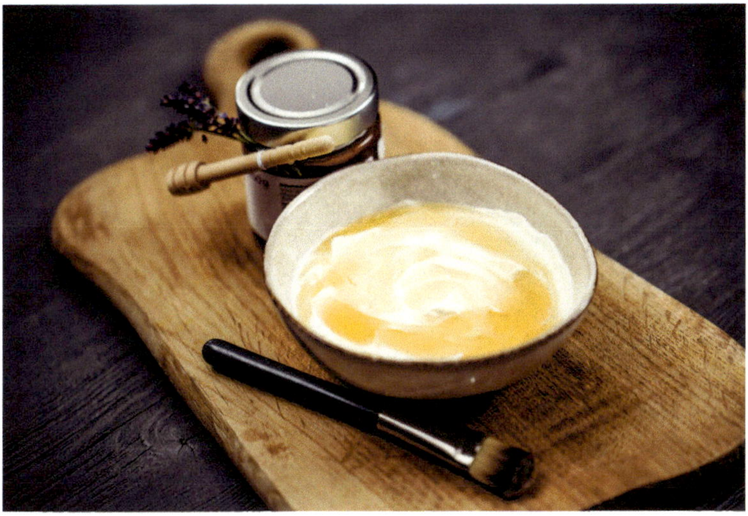

- Je älter meine Haut wird, desto trockener wird sie. Am Schienbein erscheint sie wie Papier. Obwohl ich wirklich jahrelang die Intensiv-Eincremerin war, habe ich es nicht geschafft, meine Haut zu überreden, auch an dieser Körperstelle elastisch zu bleiben. Selbst ein intensives Peeling und anschließendes Eincremen haben es nicht geschafft, was der – wer hätte es gedacht? – Nassrasierer ruckzuck nun erledigt. Auch mich hat der Modetrend irgendwann erreicht, und ich habe mir die Haare unter den Achseln und an den Beinen rasiert. Wenn ich jetzt den Rasierschaum an den Beinen mit dem Nassrasierer entferne, dann habe ich wieder eine aufnahmebereite Haut an den Schienbeinen, die sich nach dem Eincremen sanft anfühlt – und auch deutlich entspannter aussieht.

- Von Mutti übernahm ich die selbst gemachte «Quark mit Honig-Maske» und/oder die «Gurkenmaske»: Zwei Esslöffel Quark und einen Esslöffel Honig verrühren und dick auf Gesicht, Hals und

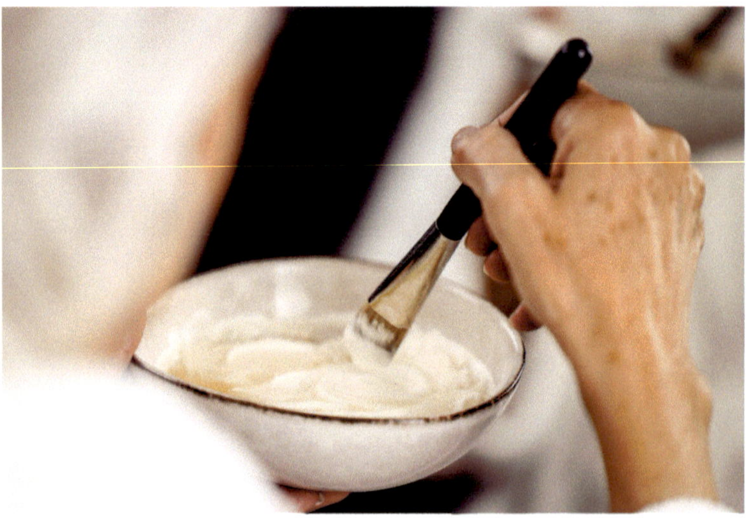

Dekolleté auftragen und 20 Minuten einwirken lassen. Augen und Mund werden ausgespart. Dabei sollte man liegen und entspannen. Am besten ein Handtuch mitnehmen, denn der Quark trocknet schnell und könnte beim Aufstehen bröseln. Alles mit lauwarmem Wasser abspülen. Man sieht sofort das Ergebnis: Die Haut wirkt entspannt und frisch. Quark und Honig wirken beide antibakteriell und entzündungshemmend.

«Quark zieht» war der Ausspruch meiner Oma. Daher sind Quarkwickel bei allen möglichen Krankheiten so erfolgreich. Da pack ich den Quark jedoch in ein Geschirrhandtuch, damit der trockene Quark nicht alles vollbröselt.

Ich erinnere mich auch noch an die Gurkenmaske. Scheiben der Salatgurke auf die Haut und auf die Augen – und schon läuft das Schönheitsprogramm. Es ist schnell gemacht. Die Bio-Qualität stellt sicher, dass keine Pestizide auf die Haut kommen.

Natürlich gönne ich mir auch ab und zu eine gekaufte Maske. Mal

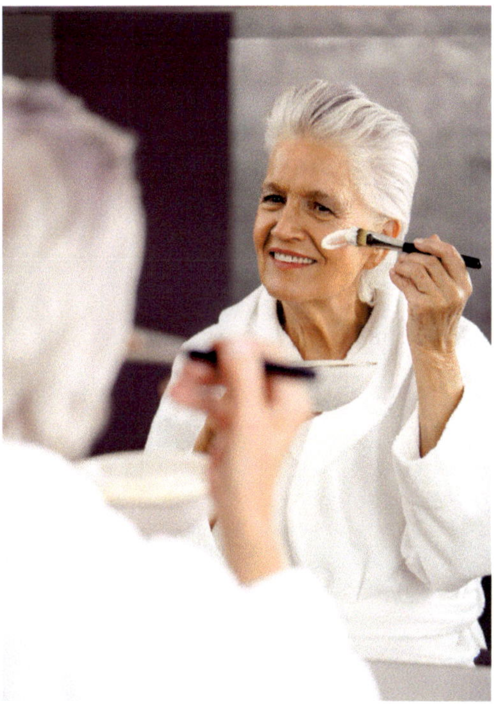

Reinigung, mal Feuchtigkeit. Und da ist Gönnen tatsächlich das richtige Wort. Ich habe das Gefühl, es ist ein Verwöhnprogramm, das ich mir selbst gönne. Mir überhaupt Zeit dafür einzuplanen, kann schon die erste Stolperfalle sein.

- Bei Pflegeprodukten lohnt ein Blick auf die Inhaltsstoffe und ob dafür Tierversuche gemacht werden. Schau, was deinem Wertesystem entspricht. Du hast eine große Auswahl.

- Tagescremes haben – soviel ich weiß – heute alle einen Lichtschutzfaktor, und das ist auch gut so. Denn wie sehr die Sonne die Haut schädigt, ist eindeutig bewiesen und glücklicherweise auch vielen bekannt. Ich selbst finde Sonnenbaden heute viel zu anstrengend, kann mich aber noch an ganz andere Zeiten als junge Frau erinnern, wo ich zur Sonnenanbeterin wurde und auch manchen Sonnenbrand kassiert habe. Dann musste schnelle Hilfe her – der Saft der Aloe-vera-

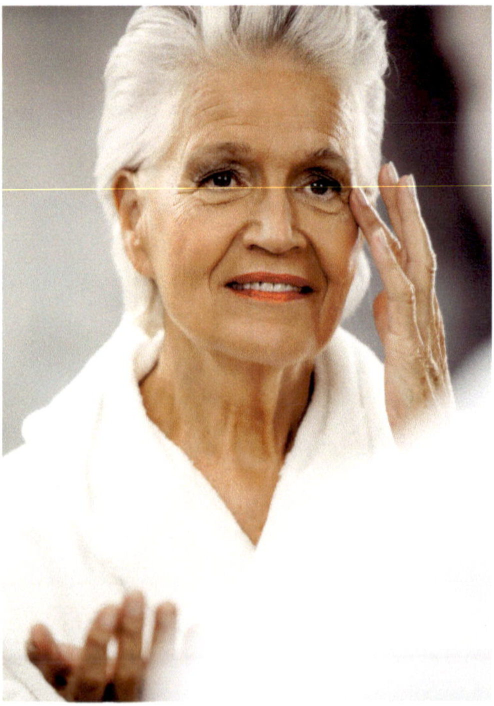

Pflanze war in einem Urlaub direkt vor Ort. Jemand aus dem Hotel schnitt einen Streifen eines Blattes ab, und der austretende Saft dieser Wüstenpflanze kühlte sofort angenehm. Also, Sonnenschutz vorher und die richtige «Nach der Sonne»-Pflege hilft und gibt uns ein gutes Gefühl. Denn wenn wir uns nicht wohl in unserer Haut fühlen, spannt es. Sonnenbrand vergisst die Haut nie, heißt es. Also beugen wir lieber mit hohem Lichtschutzfaktor vor.

Die Nachtcreme kann darauf verzichten. Kleiner Tipp: Mindestens zwei Stunden vor dem Schlafengehen auftragen, damit die wertvollen Pflegestoffe nicht alle auf dem Kissen landen statt unter der Haut.

Eine Augencreme will vorsichtig eingeklopft werden, dann ziehen wir nicht an diesen dünnen Stellen durch Einreiben.

Gegen Lippenfältchen habe ich seit gefühlten dreißig Jahren eine Vitamin-E-haltige Fettcreme, die nachts noch schnell zum Abschluss auf die Lippen kommt. Wenn die nicht mit auf Reisen geht, fehlt mir etwas.

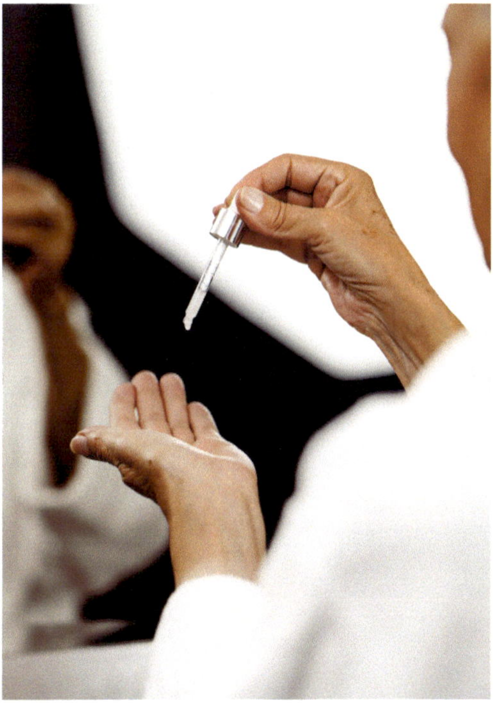

- Was kann ein Serum, was eine Creme nicht kann? Ich kann ja immer nur für mich sprechen. Bei einem Serum sehe ich die Wirkung sofort. Es dringt tiefer in die Haut ein, sagt man. Es wird zart eingeklopft und nimmt sich der gestressten Haut an. Alles entspannt sich irgendwie. Danach kommen dann Tages- oder Nachtcremes.

Gretas Schminktipps

- Make-up ist für mich ein Thema. Ja, ich schminke mich jeden Tag – nur für mich. Irgendwie möchte ich für jede Überraschung bereit sein. Make-up ist bei mir allerdings etwas speziell: Ich finde, ich sehe schnell zugekleistert aus oder als wäre ich in den Mehltopf gefallen. Ich verwende deshalb eine leichte, getönte Tagescreme und mische nur einen kleinen Klecks «richtiges» Make-up bei. So scheint immer noch die Haut durch, was bei mir wichtig ist (bei meiner Tochter ist das anders, sie kann wunderbar richtiges Make-up benutzen, und die Haut sieht wie Porzellan aus). Es ist leider so, dass meine getönte Tagescreme nicht unbedingt den ganzen Tag hält – wenn etwas Besonderes am Abend ansteht, muss aufgefrischt werden. Zum Abschluss ist der transparente Puder für mich wichtig, er macht die Haut so fein aussehend.

- Die Augen bekommen unter den Augenbrauen einen hellen, schimmernden Puder, den ich tatsächlich auch auf die Lippen auftrage (das erkläre ich bei den Lippen noch näher). Der Ausdruck meiner Augen hat sich mit dem Alter verändert. Das heißt, ich schminke meine Augen dunkler als früher. Dunkelgrauer Puder, der gute alte Lidstrich (ich kann ihn immer noch) und kräftige Wimperntusche sollen da ausgleichen. Auch meine Brille mit Fensterglas ist da gestalterisches Element – die bringt Lebendigkeit ins Gesicht. Bei den Augenbrauen habe ich viele Moderichtungen erlebt: von nur einem zarten Strich bis ganz buschig. Einiges habe ich mitgemacht, doch irgendwann stellte ich fest, dass sie nicht mehr nachwachsen, wenn ich zu doll zupfte. Seither gibt es keine Experimente mehr. Es gibt auch so etwas wie «Wimperntusche» für die Augenbrauen, die ich für mich entdeckt habe. Das ist für mich deutlich angenehmer, als mit dem Stift zu korrigieren.

- Doch nun zu den Lippen und dem hellen Schimmer auf dem Lippenrand – das Geheimnis habe ich ja schon gelüftet: Ich nutze Lidschattenpuder auch für die Lippen, einmal mit dem Pinsel über die kleine Kuhle am oberen Lippenrand (habe gegoogelt und herausgefunden, dass sich die eigentlich «Amorbogen» nennt) gestrichen, schon entsteht da ein sehr edles Funkeln. Danach kommen der Lippenkonturenstift und der knallrote Lippenstift. Letzterer wäre mir im ungeschminkten Gesicht zu knallig – aber so stimmt die Mischung. Neu entdeckt habe ich einen Lipgloss aus dem Drogeriemarkt, der am anderen Ende so etwas wie Wachs hat, den man auf den Gloss – oder aber auch auf den Lippenstift – auftragen kann. So wird alles haltbarer oder «kussechter», wie es früher hieß. Die Abdrücke an der Teetasse verschwinden.

- Mein Lippenstift wird gern auch mal zum Rouge. Ganz zart aufgetragen, versteht sich. Man sollte das Rouge nicht unbedingt als solches erkennen, bestenfalls macht es das Gesicht nur etwas lebendiger durch einen Hauch Farbe.

Du hast natürlich deine ganz eigenen Routinen und Produkte – aber manchmal tut ein bisschen Inspiration von anderen ja gut. Was ich von vielen anderen Frauen höre, ist, dass Lippenstift manchmal Zauberkräfte hat. Unser Leuchten verstärkt, weil wir uns damit kraftvoll fühlen, wir tragen ja auch Signalfarbe im Gesicht und bringen zum Ausdruck: Schau her, da bin ich! Und manchmal, an den Tagen, an denen wir unser Leuchten erst suchen müssen, hilft die Farbe in unserem Gesicht, es zu finden. Warum, weißt du nun sicher schon: Weil wir innerlich beschlossen haben, leuchten zu wollen. Und so schließt sich der Kreis. Vielleicht ist der rote Lippenstift ein schönes Symbol für das, was ich in diesem Buch mit dir geteilt habe.

Was auch immer
dich leuchten lässt,
tu es,
fühl es,
lebe es.

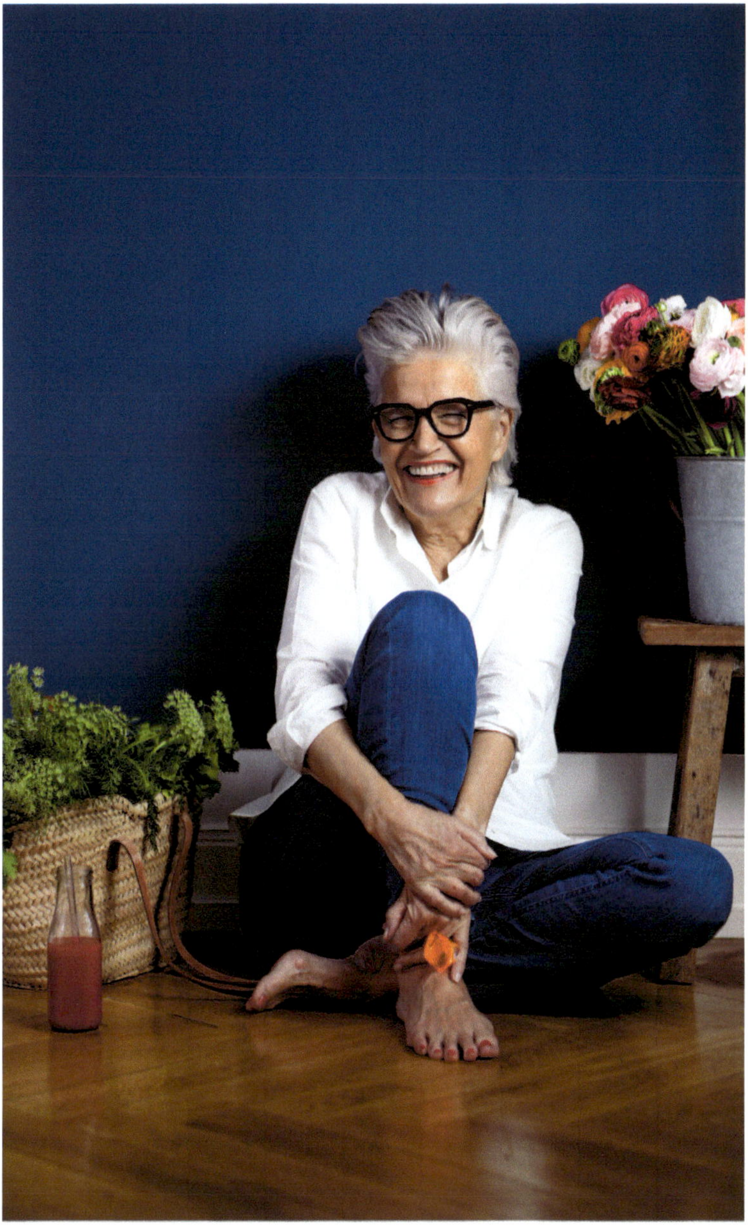

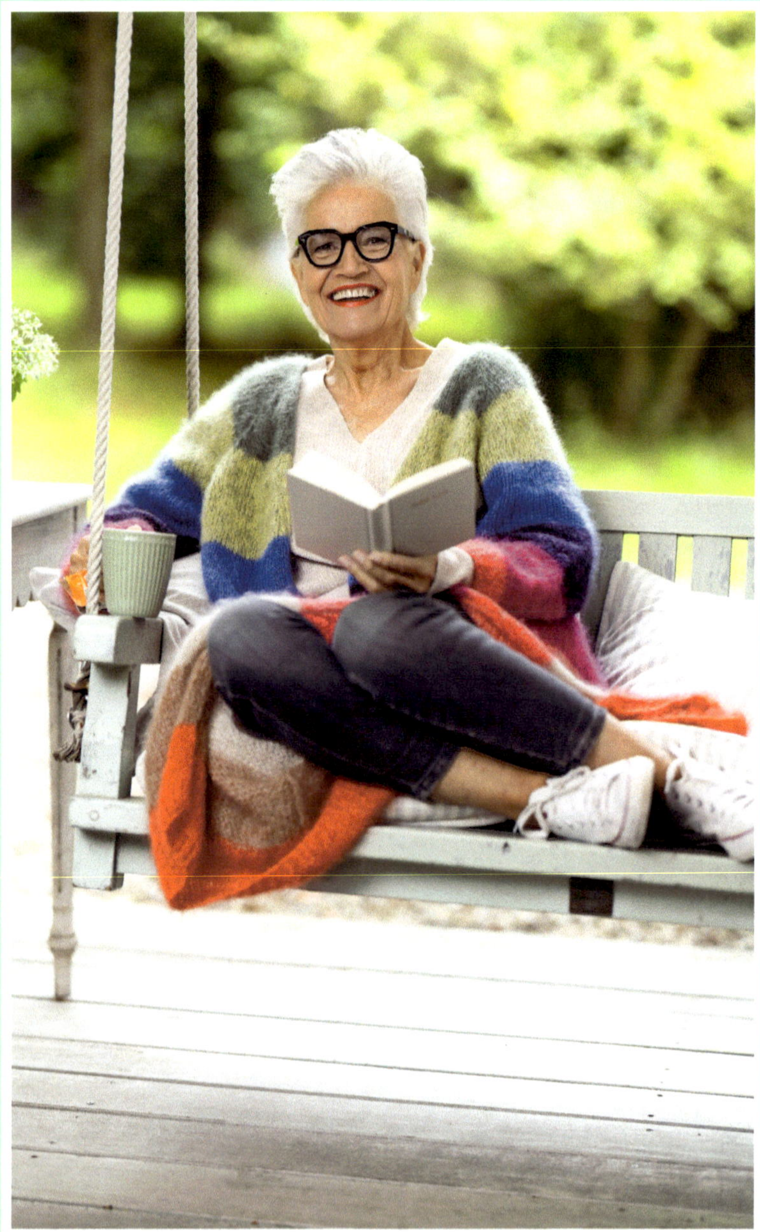

Schlusswort

Nun bin ich selbst beeindruckt von der Bandbreite unserer Möglichkeiten, uns selbst zum Leuchten zu bringen. Abzutauchen in diese Vielfalt, macht mein Leben reich. Daher liebe ich so sehr das Schreiben eines Buches und unsere künftigen Gespräche dazu. Ich schreibe für dich, stelle mir vor, wir sitzen uns gegenüber und werfen Gedankenbälle in die Luft. Denn auch dir wird noch Ergänzendes einfallen, du wirst erinnern, was du erlebt hast, was dein Leuchten sichtbar gemacht hat. Vielleicht wirst du mir davon erzählen, wie bremsende «Schutz»-Schilde von dir abgefallen sind, die dein Licht zuvor nicht nach außen ließen. Vielleicht wurde das Feuer in dir durch deine Begeisterung für dich selbst entfacht, die du entdecken durftest. Vielleicht hast du erkannt, was du loslassen durftest, was deinen Körper und deine Seele belastete, vielleicht hast du entdeckt, was stattdessen gut ist für dich – und so dein Strahlen sichtbar gemacht.

Deine Erfahrungen und Gedanken interessieren mich sehr. Schreib sie mir gerne auf Instagram oder anderen Social-Media-Kanälen, auf denen du mich findest. Ich freu mich drauf.

Erwarte das Beste vom Leben – es steht dir zu. Dein Leuchten gehört in die Welt.

Deine Greta

Danksagung

Noch vor dem Anfang war sie. Ohne sie gäbe es dies Buch gar nicht. Meine zauberhafte Lektorin Ricarda Saul warf Bälle in die Luft, griff Ideen auf, verband sie mit leichter Hand, und schon entwickelte es sich weiter. Noch am gleichen Tag war der Samen gesät – ein drittes Buch darf in die Welt. Ich kann es nicht erklären, und alle Worte wirken zu profan ob dieser Magie. Funken fliegen – wir stricken daraus Gedanken – in mir fängt es an zu sprudeln. Ich weiß auch nicht, wie du das machst, aber ich liebe es. Ricarda, ich dank dir von Herzen – du bist die Dirigentin dieser Ideen, hast immer das große Ganze im Blick und freust dich rappelig mit mir, was da Schönes entstehen will.

Dann kam recht schnell die zauberhafte Fotografin mit ins Boot: Lotta, von lotta-fotografie.de. Sie kann Seiten von mir zum Leuchten bringen, die ich vorher nicht an mir sah. Sie erkennt Potenziale, kann Energie in Fotos einfangen – und sie weiß, wenn noch mehr geht. Ich denke noch an die Tai-Chi-Fotos hier aus dem Buch – sie hat mich immer weiter gelockt, die Energie tatsächlich zu fühlen, die ich da zwischen den Händen halte. Du kannst es in den Fotos sehen. Zwischen uns sprühen Funken, wenn sie hinter der Kamera steht. Auf meiner Webseite und auf Social Media erzählen ihre Fotos von mir ganze Geschichten. Personal Brand Photography und authentische Porträts vom Feinsten. Ich liebe deine unglaubliche Professionalität. Liebe Lotta, ich feiere dein Talent – dank dir von Herzen für dein Abtauchen ins Bild, deine unglaubliche Kraft, dich immer ganz reinzuwerfen, in jedes Projekt neu, deine Ausdauer, bis das Foto so im Kasten ist, wie du es schon vorher in dir gesehen hast. Deine Fotos sind ein so wichtiger Teil des Buches.

Ich ahne allmählich, was noch alles dazugehört, so ein Buch in die Welt zu schicken. Daher gilt mein großer Dank auch den vielen Abteilungen bei Rowohlt, die dieses Buch gestalten und in den Buchhandel bringen,

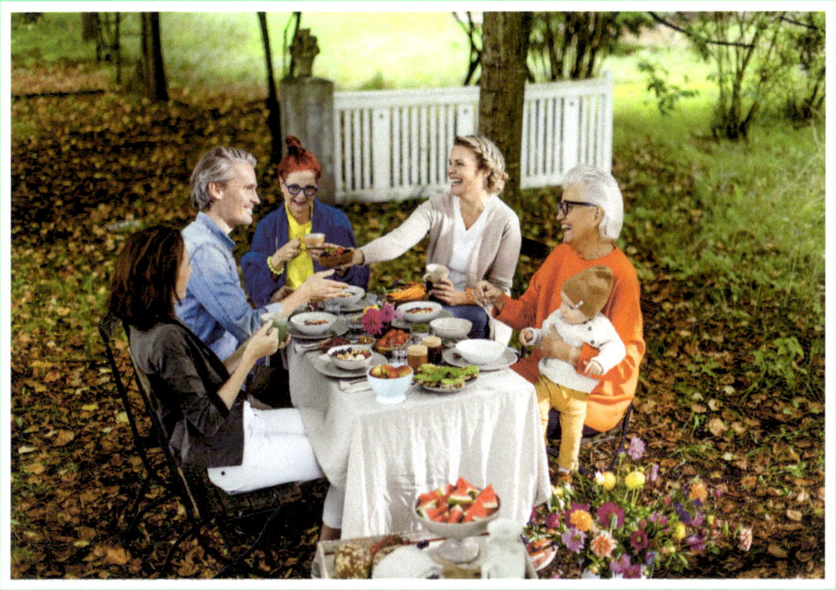

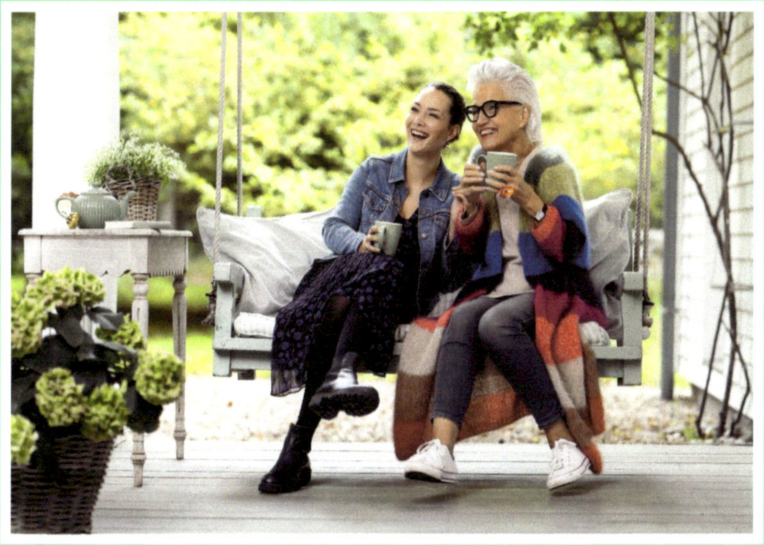

mich auf Lesereisen schicken und dem Buchhandel davon erzählen, dass es dieses Buch überhaupt gibt. Ich liebe die Atmosphäre bei euch im Verlag, euer Miteinander, eure Wertschätzung, eure Kreativität. Ich dank euch von Herzen für euer Engagement.

Hochprofessionell und einmalig persönlich ist auch das Engagement meiner vom Verlag engagierten Lieblings-Presseagentin Dorle Kopetzky mit ihrer Agentur «weißundblau». Ihre langjährigen Kontakte sind unermesslich und ebnen diesem Buch den Weg in die Welt. Dies ist schon unser drittes gemeinsames Buch – ich dank dir von Herzen, liebe Dorle.

Und ja, jetzt seid ihr dran. Wisst ihr eigentlich, was ihr mir spiegelt in den sozialen Medien, in den Kommentaren und Nachrichten, die ihr mir schreibt? Dem Himmel sei Dank. Nie hätte ich für möglich gehalten, dass meine Bücher, meine Beiträge so sehr euer Leben verändern können. Wenn ihr nicht wärt, gäbe es Greta Silver gar nicht. Ihr macht mir Mut und verleiht mir Flügel. Ich bin euch so sehr verbunden, lass mich so berühren von euch und eurer liebevollen Offenheit. Nie hätte ich das für möglich gehalten. Ihr seid meine Mutmacher, ich dank euch aus tiefstem Herzen.

Tief dankbar bin ich aber auch für meine große kunterbunte Familie und meine Freunde. Hier stellvertretend und allen voran meine bezaubernde Freundin Hilli – beste Freundinnen sollte es auf Krankenschein geben, sie tun der Seele gut. Ich fühle mich ganz wunderbar beschenkt durch eure Nähe und unser Miteinander. Dank euch von Herzen, dass ich dies alles leben darf.

Das Leben ist wunderbar – und wir sind mittendrin.
Herzlichst

Greta

Anmerkungen

1 Auch ein passendes Video zum Thema vom wunderbaren Jay Shetty: https://www.youtube.com/watch?v=EF2mCchpvZU
2 So lesenswert: Lars Amend, Where is the Love? Wie ich mich auf die Suche nach der Liebe machte. Kailash 2021.
3 Zum Vertiefen: Prof. Dr. Jürgen Vormann, Säure-Basen-Balance: Der Kompass für mehr Vitalität und Wohlbefinden. Gräfe und Unzer Verlag; 4th edition 2016.
4 https://www.geo.de/magazine/geo-magazin/273-rtkl-ernaehrungverzichten-heilt-warum-fasten-so-gesund-ist (Stand Januar 2022)
5 Rüdiger Dahlke, Das große Buch vom Fasten: Überarbeitete Neuausgabe. Goldmann 2019.
6 Gretas Erfahrungsbericht «Ayurvedakur»: https://www.youtube.com/watch?v=6iX7ED7uOig
7 https://www.verbraucherzentrale.de/wissen/lebensmittel/nahrungsergaenzungsmittel/antioxidantien-helfer-gegen-freie-radikale-10575 (Stand: Januar 2022)
8 Stefanie Reeb, Schön & gesund: Rezepte und Beauty-Tipps für strahlendes Aussehen. Knaur Balance 2017, S. 21.
9 https://www.internisten-im-netz.de/aktuelle-meldungen/aktuell/ist-das-alter-ein-entzuendungsprozess.html (Stand: Januar 2022)

Noch mehr tolle Bücher, die mich inspiriert haben und sicher auch hilfreich für dich sind:

Jay Shetty, Das Think Like a Monk-Prinzip: Innere Ruhe und Kraft finden für ein erfülltes Leben. Rowohlt Polaris 2020.
Kurt Tepperwein, Jungbrunnen Entsäuerung: Wohlbefinden rundum durch ein harmonisches Säure-Basen-Verhältnis. Goldmann 2001.
Sven Voelpel, Die Jungbrunnen-Formel: Wie wir bis ins hohe Alter gesund bleiben. Rowohlt Polaris 2020.